生命倫理学

池口惠觀

序として　池口先生の『生命倫理学』によせて

山口大学医学部公衆衛生学講座教授　芳原達也

近代医学の急速な進歩と衛生環境・栄養状況・労働条件の改善は、日本における平均寿命の著しい延長をもたらしました。この結果、日本における人々の老後が非常に豊かになったかという質問に対して、ほとんどの人が否定的な解答をすると予測されます。

寿命の延長と医学の進歩により、寝たきり老人、痴呆老人、脳死状態の人など多くの老齢者が、自分自身および周囲の人々に対して気兼ねをしながら死を待っているのが現状です。このような現実を前にして、私たちは、いかに生き、いかに死ぬかという死生学を重要な課題としてクローズアップする必要に迫られてきました。

寝たきりや痴呆老人にならないために、私たちは、どのような生活習慣を行ったらよいかという手本や医学的根拠を持ちません。ただ、自然にまかせ、未知の領域を科学以外の学問、たとえば、宗教、哲学、倫理学等々でとりつくろっているのが現状です。

このような現状の中で、生命倫理学という学問を確立し、この未知の問題に対して、人間の生き様、死に様を追究することは、これからの人類に課せられた最も重大な課題と考えられます。

人間が生きて死ぬという現象を肯定的な側面から追究し、最終的に本人のみならず周囲の人にとっても幸福な死であったと思えるような死に方が、我々が最も望んでいる死だと思われます。

池口先生は十一年にわたって山口大学の公衆衛生学講座で生命倫理の講議を受け持たれてこられました。したがって、池口惠觀先生のこの本は、これらの諸問題に対する解答編として非常に役立つものと思います。

はじめに

このたび、私が医学博士号をいただきましたことで、医療界はもとより各界の皆様にお祝いやお励ましをお寄せいただき、心より御礼を申し上げます。医学以外の分野の者が、国立大学から医学博士号を授与されること自体が珍しいことであるそうで、多くの新聞で報道されたり、いくつもの大学から講演の依頼が来たり、また他の宗派の勉強会、東京大学の仏教青年会などでも、研究テーマを中心とした話を求められたり、その余波がしばらく続くような気がいたします。

そもそものきっかけは、昭和六十三年に、私が山口大学医学部の非常勤講師に招聘されたところから始まったわけですが、これはまた、真言密教が新しい道を模索していた時期でありまして、東京別院におきまして、「いかせ命」をテーマにシンポジウムが開催されたりしておりました。それまでの十数年の間、心の時代といわれながら、言葉だけが先行していて、どうも実体が伴っておりませんでした。そこへ臓器移植の問題が起きまして、脳死の判定が厳しく論議を呼んでおりました。死の瞬間をどこに求めるかとか、社会性を喪失した時が死であるとか、生活反応の有無で死を判定しようではないかとか、とにかく死という現象について、各方面から真剣な意見がだされたのでありますが、いずれの意見をとっても正論ばかりで、これといった結論めいたものがでておりませんでした。

私はまず、自然死の状態を死とする前提を持って脳死の問題に取り組んだわけでありますが、これについて、経典のどこかに書いてないだろうかと思って探したのですけれども、どの仏典にも死の瞬間、死の判定などについての記述はありませんでした。そこで、死をどのように考えてきたかを、地・水・火・風・空の五大に、いわゆる仏教の死生観に答えを求めたのであります。

つまりは、肉体も精神もともに大日如来に戻る、という死生観に尽きる。このことは、皆さんもよくご存じのように、あらためて目新しいというほどのことはありません。言うなれば、仏典の再確認に留まったわけであります。

しかしながら、この再確認は、私が気づかなかった医療について考え直す機会にもなりました。

その一つの例をあげてみますと、私たちの社会は、いわゆる契約で成り立っています。物を買いますときには代金を支払います。当然の商行為です。品物が粗悪なものであれば交換してもらうことができます。また、保証期間内であれば無料で修理してもらうこともできるわけです。ところが医療は、病気が治らない場合でも料金を支払わなければなりません。

さて、一般社会では完全に直らなかった場合、どこまでも無料で修理させることが可能です。たとえば、時計屋さんに時計の修理を頼んだとします。直っていないということが分かれば修理代は支払いませんし、時計屋さんも請求はいたしません。さんざんいじくりまわして壊してしまったならば、新しいものを弁償せよと請求されるのがおちであるわけです。

ところが医療では、患者さんが死んでしまっても所定の医療費は請求されます。医療界は、一般社会の取引では考えられないことを長らくやってきました。そして、誰も不平不満を言う人がいなかったわけですから、どこかに一般的な商取引と医療の違いがなければいけないはずです。どこかに違いがなければ、病気が治るまで何度かかっても治療費は無料となるわけです。そうした結果、医療は病気を治すことを前提としながら、商っているのは治癒、完治ではなくて、他のもの、他の何かであらねばならないはずです。

ここまでお話しいたしますと、皆さんもお気づきになられるかと思いますが、常に安心を売って成り立っていることが分かります。お医者さんの腕が一流か二流かは二の次でありまして、まず安心を商ってもらわなければなりません。

昔のお医者さんは、「おれに任せておけ」の一言で済んでおりました。親の代からそのお医者さんにかかっていますから、お医者さんのおっしゃることがすべて正しいものと受け止めていたわけですから、それで済んでいたわけです。ところがお医者さんの数が増えまして、患者さんが病院をあちこちまわるようになりました。さあこうなりますと、「おれに任せておけばよい」ということでは患者さんも満足しません。あっちの病院、こっちの病院と医療機関をはしごしますから、患者さんの知恵も自然とついてきます。医学の一般書なども書店で売っていますから、自分で知識を持つようになります。お仕舞いには、誤診だとか失敗だとか言って医療裁判になるケースも増えてきました。

このような社会現象をながめておりますと、医療が目指すべき目的が、安心に尽きることを痛感いたします。本当の意味での安心を患者さんに与えているかどうか、そういうことを仏教の死生観とともに、私の講議の中心にしたわけであります。

今回、山口大学医学部から博士号をいただいた研究論文のテーマは、「日本人の臓器移植に対する精神構造」です。それを宗教の側面から調査したものを発表いたしましたが、現代医療は癌の告知から終末医療、そして脳死の問題へと移って、人の精神面を重視するようになりました。

日本人の多くは仏教徒と称しておりますけれども、純粋な仏教ではないわけです。それでも、臓器移植の意識調査から垣間見えるところの日本人の心の中には、まだまだ仏教の思想が息づいていることを感じます。しかしながら、ここが微妙なところでありまして、仏教を残していながら、いま一歩のところで実践がなかなか伴わないのです。日本では、家庭でも学校でも仏教を教えなくなっておりますから、仏を求める心だけをもてあましているのが若者たちの実情ではないかと、今回の研究結果からも分かるのであります。

本書は、いくつかの大学の医学部・歯学部など、主に医療にたずさわることを目指した若者たちへの講義録を中心として構成してあります。そこには二十一世紀に求められる医療の姿、そしてそのために仏教がどんな役割をになえるのか、私なりに考えた問題点、理想の姿を指摘してみました。医療に従事なさる方のみならず、遍く一般の方にもお読みいただき、医療の明日を真剣に考える一助にしていただければ、これに優る幸せはありません。

平成十二年五月　　　　池口惠觀

解説

生命倫理学とは何か

山口大学医学部公衆衛生学講座　李恵英

「生命倫理学」（バイオエシックス）とは《Bioethics》という英単語の日本語訳である。そして、《Bioethics》とは、《Bio》（生命）＋《ethics》（倫理学）で作られた用語で、「生命に関する倫理学」という意味である。

エシック《ethic》という言葉が「倫理」と訳されているが、ギリシャ哲学の中にエートス《ēthos》という表現で登場している。これは習慣により形成される道徳的気風、品性、品位を意味する。たとえば、私たちが年配の人や親を尊敬するとか、弱いものをいじめてはいけないということなど、人間社会で守らねばならない道徳的なルールが「倫理」である。哲学事典では《ethics》を次のように定義している。「ある社会集団において人々がくりかえし行動することによって共有することになった社会的な慣習、価値」。すなわち、共有された社会的な習慣や価値観が「倫理」というものを生み出してくるのである。

しかし、今、私たちが住んでいる時代は、科学技術が急速に進んでおり、それが社会集団におよぼす具体的な変化は、昔では予想できないくらい急激になっている。そのような社会的な変化と医療技術の発展の両者が、私たちの集団の倫理観に大幅な変化をもたらしていることは否定できない。

医療技術のめざましい発展に伴い、医療の質が問われつつある。そしてその発展は二十一世紀へ向かう我々に多くの問題を課すことになった。その中でも最も重大なものの二つが、医療の質と、生命科学や先端医療技術の成果への対応の問題である。前者は心の医療、医療の目的とQOL（Quality of Life 生命の質、生活の質）、死生観などが問われる。後者は遺伝子操作、生殖技術、脳死、臓器移植などをめぐる倫理問題がある。そしてこの両者をめぐって、医療者・患者に関わる諸問題、たとえばインフォームド・コンセント、告知などの問題がある。これらの問題に取り組むのが生命倫理学（Bioethics）なのである。

《Bioethics》は一九七〇年代にアメリカで確立し、一九八〇年代に「生命倫理学」と訳され、日本に導入されたものである。一九七〇年代のアメリカでは、一九六〇年代に論議されていた「公民権運動」が一応の成果をあげており、人種差別を撤廃するための制度作りも進んでいたことが《Bioethics誕生》の背景として指摘される。医療の現場では患者の権利を擁護する必要性が説かれている時代でもあった。

《Bioethics》という言葉を最初に使ったのは、V.R.Potterであり、「環境倫理」の意味として使われていた。今日用いられている意味での《Bioethics》という言葉を広めたのは、一九七一年に設立されたワシントンD.C.のジョージタウン大学ケネディ倫理研究所の研究員たちである。その記念碑的成果が、同研究所より出版された《Encyclopedia of Biothics》(『生命倫理学百科事典』)である。

日本では一九七〇年代後半からアメリカの《Bioethics》は紹介されており、一九七八年には上智大学では《Bioethics》が「生命倫理」と訳した上、大学院の授業科目に取り入れられている。しかし、本格的にアメリカの《Bioethics》

「生命倫理学」として紹介され、研究されているのは、一九八〇年代半ばになってからである。

本書の著者、池口恵観先生は医学博士であり、密教の行者でもあります。山口大学で一九八八年より医学部の医学生たちに生命倫理学を教えてこられました。本書の特色は「医療の心」は何ですかということを明らかにすることである。それはすなわち「慈悲」、「同悲」の心である。

二十一世紀の「全人的医療」には欠けることのできない大切なポイントであり、生命倫理学の重要な課題でもある。

生命倫理学　目次

終章

第一章　二十一世紀の医療と理念

今日の医療が忘れているもの

医療の始まりは「癒し」にあり、それが大自然への「畏敬」となり、各種の「呪術」や「おまじない」の誕生を見ます。あらためて歴史書をひもとくまでもなく、原始社会の長は、巫女であったり呪術師であったりしました。彼らは、神のお告げを口移しにするだけでなく、薬草の知識とカリスマ性をもって集団の中心をなしていました。やや文化が発達して宗教として形を整え始めると、仏教における薬師如来や「おびんずるさま」信仰の出現、中国における神農伝説などは、明らかに医薬品と信仰とが、入り交じった現れであります。その根本をなす思想が、「慈悲」であったり「愛」であったりして、その教えの発露として「癒し」が行われたのです。

病院の発達にしても、おそらく歴史上に最初に現れたのは、インドの『祇園精舎』でありましょう。お釈迦さまが布教をされていた時代ですから、今から二千五百年まえとなります。経典を勉強したり講義を聞いたりする施設が中心ですが、きちんと病室がありまして「聖人病院」「仏示病院」というのがあり、重病患者のためには、「重病閣」「涅槃堂」と、病棟を別棟にして整えていたと記録にあります。

そして、『梵網経』というお経の中に、『もし、仏子、一切の疾病の人を見ては、まさに供養すること仏の如くにして異なることなかるべし。看病の福田は、第一の福田なり』とでてきます。これは、八つの徳を積む相手が書いてあり、その中に飢えた人、旅立つ人、仏とか僧侶も含まれておりますが、ひとまずそれらは後回しにしてでも、第一に病気に苦しんでいる人がいたならば、仏をご供養するような気持ちで看病をしてあげなさい、と最初に挙げているのです。

祇園精舎では、怪我をした人、熱にうなされている人、お産をする女性から死にかけている人と、お釈迦さまの徳にあずかりたいと願って集まる信者もさまざまであります。そういった人々を見て放っておけませんから、病院施設が出来て仏教の医学が発達していくのであります。その思想は日本にも伝達され、大阪の四天王寺に「療病院」と「施薬院」があり、奈良の興福寺には、「施薬院」がありまして市井の人々の信仰と医療とを授けまして、それを司る僧を「医僧」として、専門に教育していたのであります。

ここで申し上げておかなければならないことは、なぜ医療と信仰が結びついてきたかという理由が、今日の医療に最も欠けている部分だと感じるからです。

医療界概観

どなたが仰ったかは忘れましたが、日本は明治維新によって西洋の文物を採り入れました。その中に西洋医学もあったわけですが、この時、キリスト教も同時に移植していたならば、ひょっとしたら「心」の医療も育っていったのではないか、と。工業立国を旨として近代化を急いだ日本は、「心」を移植し忘れたのです。一部、内村鑑三などのキリスト教による社会福祉運動が盛んになり、周囲にその影響を与えましたが、それが少数の医療機関に留まったことを考えますと、やはり宗教を超えて惜しい気がいたします。

仏教は、ご存知のように神仏分離令によって力を削がれ、集団の維持に四苦八苦し、末端の寺に至っては、ご本尊を売り飛ばさなければ食ってはいけないといった零落ぶりでした。従って、人々に「心」を説くゆとりすらありませんでした。これは弁解ではなくて、遺憾に思うからこそ反省して言うのです。しかし、仏教は、心の安心と他への慈悲を中心にした教えであります。それはお釈迦さまが始められた頃から一貫したものです。それを世に説くのを怠った仏教者の責任は重いのでありますが、それを必要とせずに忘却した為政者の責めも、今私たちが背負っているのです。

それを今日、やっと「心」を取り戻そうではないかと、文部省では「心の教育」に乗り気を見せますが、方法論が分かりません。命の尊さを教えようといっても、どのようにして命の尊さを植えつけるのか。友人を大切にしようといっても、ただ仲良くなりましょうでは、何らかの効果も期待できそうにありません。

ここに日本の伝統ある仏教の真価が問われるのでありますが、果たして社会の要求に応えられるだけのマニュアルがあるのかどうか。しかし、どのような形であれ、仏教に対応能力があることを伝えなければ、ますます「心」の荒廃を招くでありましょう。

それは、医療にとっても例外ではありません。これだけ医療技術が発達していながら、いまだに無医村があります。病院同士の競争に敗れて潰れる病院がありながら、辺地へ行ったら医療がないという現実を、私たちは眼の前に見ております。

こうした医療を改めて仏教者の立場から概観してみるのが、私の本旨であります。

脳死議論の経緯

平成九年十月一日、いよいよ臓器移植法が施行されました。その所感をまじえて論を始めたいと思います。

私が、山口大学医学部に非常勤講師として教壇に立つようになって十一年になります。その当時平成元年のことですが、まさしく脳死を人の死とするかどうか、大変な社会問題となった時代でした。医学界をはじめとして法律家や各界の文化人、経営者、そして私たち宗教者にとっても、この死の判定基準の問題は、生命への新しい考え方を求められる試練でありました。

当時、私たち真言宗の者は、『生かせいのち』と言う標語を掲げて、より長い生命を願い、同時に、癌の告知やホスピス運動の動きとともにクオリティー・オブ・ライフ（ＱＯＬ）の問題にアプローチしておりました。いうなれば平成元年は、こうした医学上の問題だけでは解決つかない「生命」の選択を迫られ、その年の暮れに総理大臣の諮問機関である「臨時脳死及び臓器移植調査会」が設けられました。そして翌年三月から十五名からなる委員会が招集されて真剣な討議が始まったのでありますが、私が『仏教における死生観』について講義を始めたのが、その直前でした。

こうした動きは、昭和四十二年（一九六七年）十二月、南アフリカ共和国のバナード博士が、脳死状態の人から摘出した心臓を移植したことに始まります。その翌年八月八日、札幌医科大学の和田寿郎教授らが「脳死」の青年から取り出した心臓を十八歳の青年に移植しました。その患者さんは、八十三日間でなくなりましたが、このとき、「脳死」が人の死と認定してよいものかどうかが問題となり、医療が裁判にゆだねられることになりました。その結果、日本では、心臓移植そのものがタブーとなり、二十年間ものあいだの空白ができてしまいました。

私たちは、「人の命は地球よりも重い」と教えられ、それは同時に患者さんを診療するお医者さんにとっても責任を重く感じる言葉となり、医学生にもまた、真剣に勉強する目標になっておりました。人命がすべてに優先して守られなければならないという鉄則は、今も変わっておりません。しかし、脳死の是非が裁判にかけられることで、社会は臭いものにフタをしてしまったのです。

本来、この「脳死」について、医学者自身がもっと基本的な議論を重ね、ある程度の社会のコンセンサスが得られていれば、これほどの問題にはならなかったでしょうし、仮に、討議を繰り返しているうちに和田教授の移植手術が不可能となったとしても、社会的なアレルギーにまでは発展しなかったであろうと思われます。

再び考え直された「人の死」

脳死の問題は、二つの権利の拮抗であります。移植を受ければ元気になれるレシピエントの人権は当然のことながら、臓器を提供するドナーの人権はどうなっているのか。和田教授の移植手術は、これが未解決のままの見切り発車だったわけです。本当に脳死を人の死と判断してよかったのかどうか。詳しくは後述しますが、私たちは、「脳死」の言葉すら知りませんでした。もちろん、当時も今も医師は、社会的にも優遇され、また医は、「仁術」だといって、まさか倫理に反する行為をするなどとは考えてもおりませんでしたから、移植手術の何が問題なのかも分からぬままに、新聞報道を見て驚いた、というのが私たちの反応であります。

死、そして「脳死」を研究するのがタブーになり、なんと医学者自らが両手をしばりあげる結果を招いたのです。

ところが、二十年の間に、経済発展を遂げた日本人は、アメリカやオーストラリアへ出掛けていって移植手術を受けるようになり、それが反日感情にまで高まったがために、改めて死の判定の法制化が求められるようになりました。言うなれば、海外からの医療情報は、まさしく医学界における『黒船』でした。

心臓病を患った日本の幼児が、アメリカで移植手術受ける順番を待っています。その費用が、三~四千万円もかかるということで、患者家族が義援金を募りますと、これを新聞があたかも美徳のように書き立てます。かつて和田移植を批判した新聞が、手のひらを返したように美談仕立てに報道することに、私は、いささか不安を覚えたものです。何も、少女の命を粗末に考えているわけではありませんが、ならば、どうして日本で脳死の気運を高めるような努力をしなかったか、という疑念がありました。

それは国民に人の生命を考えさせる好機なのです。それをしなかったがために、脳死を再び考え始めたのが、和田教授の手術から二十年後だったのです。

脳死臨調の答申と世論

平成二年に発足いたしました脳死臨調は、脳死を人の死と認めるかどうかと同時に、脳死の人から臓器を摘出し移植することが社会的に認められるかどうかの二点にしぼって討議をしました。人権と社会的認知です。

ところが、その結論が導きだされるまえに、島根大学が生体肝移植を実施しました。そこで「脳死」のドナーに頼らない生体からの移植手術が頻繁に行われるようになり、また東大の医科学研究所が脳死肝移植を承認したところから、各大学では倫理委員会を設置し、脳死臨調の結果を待たないで、臓器移植にゴーサインを出す動きを始めました。一大学の研究機関が、人の死を臨調に先駆けて決着をつけるような行為が果たして良いのかどうか、新たな問題の火種になりました。そこには、社会的ニーズに応えたいという医学界の悲願がうかがえますが、その行為がいくらか「脳死」に対して国民のアレルギーを誘発したのではないかと思われます。

発足して二年後、臨調は附帯事項をつけて「脳死」を人の死とする、と答申をだしました。その附帯事項というのは、現代の有識者が無条件に「脳死」に賛成したのではなく、いろいろと悩んだ末に導きだした結論だった、という表明です。未来の医療に向けて指標をだすのに、全員が大賛成ではなかった。そのことに意味があるのです。

この附帯事項を加えるように強く主張されたのは、哲学者の梅原猛先生でした。梅原先生は、人が人の死を決める資格があるかどうかを深く考えておられました。医学は、そうでなくとも生命の根源にふれる人工授精とか、他人の子宮を借りて出産させるなどの倫理に関わってきていることから、歯止めの意味から安易に個人の「脳死」を他人の判断にゆだねることの是非を問うておられたのであります。

私は、こうした時代の幕開けの時期、山口大学へ招聘されたわけですから、何とか、社会のニーズに応えられる教典はないかと、いろいろと研究いたしました。それは生命とは何かを自らに問い掛ける作業でした。しかし、いまだかつて宗教に死の判断を委ねられた経験はございませんから、想像以上に難しい作業でした。

チベット『死者の書』における死

人が死んだならば、肉体は大地に、精神は成仏する。とにかく僧侶は、死者をねんごろに弔えばよかったわけですから、当然に自然死の状態であったわけです。

講義を初めて数年後、チベットの『死者の書』を読んで、その瞬間がでてまいりました。「最後の息を吐いた時」をもって死としているのです。チベットは、大変な仏教王国でした。今日は中国の影響下にあって、どのような状況に置かれているか明確には分かりませんが、彼らの信仰しているのは、仏教の中でも密教で、しかも「金剛界」の教えが残っています。ちなみに私が所属いたします真言密教は、「金剛界」と「胎蔵界」の両方を一つとしてご本尊にしておりますが、とにかく、その教えである『死者の書』に話を戻しましょう。死の瞬間であります。

「外に吐く息が途絶えてしまって『生命の風（ルン）』が叡知と『中枢脈管（アヴァドゥーティー）』に帰入すると、心は無用の働き（戯論）を離れた光明としてひときわ輝く。

その後に「生命の風」が「中枢脈管」から逆流して、右・左の脈管に流入すると、バルドゥウ（中有）の現出が一瞬のうちに起こる。そこで「生命の風」が右・左の脈管に流入しないうちに、死におもむく者にお導きを授けるべきである。お導きを授ける時間の長さは、外に吐く息が途絶えているうちにある息

が留まっているうちに、彼に対して朝食に要する時間ほどの長さで授けるべきである。」（『チベットの死者の書』川崎信定訳）

ここにでてきます「中有」というのは、「中陰」と同じで、日本では、人が死んで次の生命を得るまでの間を言います。死の日から七日ないしは四十九日までをいい、初七日と四十九日の法要がこれに該当いたしますが、この場合は、もっと短いようで、食事のかかる時間だといいますから、大体二十分から三十分としていたようです。そして、「生命の風（ルン）は、生気のようなものです。これが体内に逆流して留まれば成仏できませんから、導師は、左右の脈管を押さえまして「中枢脈管」を通って、頭の頂上にあります「ブラフマンの孔」から体内にださせて、死者の霊を昇天させるのです。

これは、自然死の始まる瞬間です。と同時にこの「生命の風」というのは、単に呼吸を言うのではなく、意識的な傾向をもつエネルギーのような「生気」までも含めております。今日流に考えるならば、「生気」というのは、生きる活力のようなもの、言い換えれば「精神」とか「心」です。生きる気力をなくせば、当然にこのまま死に赴くわけです。しかし、「心」といえば、もう「脳」と直結して考えます。生きる気力が「脳」の指示、ないしは「本能的」な働きだとするならば、その反応がなくなった時をもって死と判断していたのです。

極言すれば、すでに「脳死」を人の死と認めていたのです。しかし、十二、三世紀当時の医学および遺族の認識が、意識的な「生気」と、呼吸の停止の瞬間を「死」と判定していたとしても、今日の「脳死」とは直結しません。説明の必要もありませんが、呼吸が止まって生気が失せていれば、必ず死に赴くというのが、当時の医療の限界だったからです。だから、死にかけている人に昇天の儀式を始めても問題はなかったのです。

これを直接、現代の死に該当させてよいものかどうか。呼吸が停止しても、蘇生術を施せば助かるようにした現代医学は、自然死を克服して、すでに生死の境界線を突破して、死の世界に生命を蘇らせていたのです。そうして新たに逆戻りして、脳の停止をもって死を決めようというのが、脳死の問題でした。地球よりも重たい二つの生命に序列を設け、より長い生命が持続させられるほうを助けようとするものです。

臓器移植法と脳死

移植といえば、すでに輸血を一般的に行っておりますし、遺体から摘出した角膜の移植手術もやっております。また生体からは、骨髄や腎臓といった移植は近親者間によって行われており、技術的には、かなりの経験を積んでいたわけです。

ところが、脳死となると別問題なのです。

生か死か。一人の人間の運命を判定する二者択一は、時として残酷な決断を迫ることになります。つまり、臓器移植を受けたい人は、他人の死を早く決めてもらいたい。しかし、提供する側の親族は、一刻も長い延命を願い、息を引き取るまで奇跡が起きてくれることを必死に祈るわけです。

この相克に決着を迫ったのが、臓器移植法でした。この法律には、ドナーの生前意思の有無、家族の同意といった条件がありますが、ともかく臓器移植は、法律的な裏付けを得たわけですから、条件さえそろえば実施できるようになったのです。

それですべてが決着したわけではありません。問題は、ドナーが名乗り出てくれるかどうかです。遺体にも愛情をそそぐのが日本人でありますから、そこのところは踏まえておかなければならないのです。

そこで生命とは、どのようなものかを仏教的な立場で考えながら、脳死の受け止め方を思索しておきたいと思います。

密教における生命観

人は、何かの思想を持っております。体系づけた確固たるものではなくても、判断の基準のようなものは、誰もが持っているのです。その多くが宗教による影響が大であります。その宗教の形態には、仏教的な戒律信仰と、キリスト教や回教といった予言者を通して神という絶対者を持つ信仰とに分けられます。日本は、多かれ少なかれ仏教の影響を受けています。この仏教には、儒教的な教えが混じっていたりしますが、とにかく大まかに申しますと仏教的だといえます。一口に仏教といいましても、いろいろな宗派がありますから、十把ひとからげにいうわけにはいきません。

私は、弘法大師が開かれた真言宗の行者ですから、その中心となる教えは、お大師さまの説かれた「密教」ということになります。これは、衆生一切が「仏」だとする神秘信仰だといえます。仏となって救いをなし、この世に極楽をもたらす現世利益の信仰と言い換えてもいいでしょう。そこで、仏教がどのように変化して密教につながったかを説明しながら論を進めるようにいたします。

さて、その仏教と生命観ですが、時代や場所によって変化してきます。

一般的に自然科学では、生命は、肉体に感覚があり、運動をし、成長して増殖するものといった定義づけがなされておりますが、宗教上では、あらゆるものに生命が宿るといったアニミズムがあります。これを原始宗教の特徴として挙げておりますが、お釈迦さまが仏教を開かれた頃の原始仏教にも、その特徴が見られます。

たとえば、「輪廻」、あとでご説明しますように死者の霊魂が六道を輪廻するといった思想は、その典型ですが、日本でも、夏になればやってきます盂蘭盆会や施餓鬼会といった追善供養のたぐいは、先祖の霊を信仰する習俗と仏教とがむすびついた事例といえましょう。これは、お釈迦さまの時代からあります。

真言密教では、「大日如来」という仏さまを中心に拝みます。どのような仏さまかといいますと、宇宙の真理そのものを表しております。大自然の摂理とでも言うのでしょうか。地球から月、太陽、銀河系にある星から、そこに常住する生物、エネルギーのような目に見えないものを含めた、あらゆる物質、あらゆる現象のすべてが、大日如来の体内で起きているのであって、それ以外はない、と言う「存在」そのものが仏になっております。その知恵の光明は、昼夜の別なく、また場所の別なく、あまねく照らしますから、「日」の上に「大」という言葉をつけまして「大日」と呼んでいます。この場合の「大」というのは、単に大小を比較するのではなく、偉大とか、あまねく広い、計り知れない大きさをいいます。この大日を「大宇宙・大生命体」ともいいます。

大日如来は、宇宙の実相を法身として現す。実相というのは真実の姿・性格といった意味ですが、それを法身、つまり原理的な理法の姿を、仏として現したものだというわけです。あらゆる仏さまや菩薩、明王といった仏さまは、この大日如来の分身であり、かつ、すべての動きが徳として現れたものとされています。詳しくは、後述します。

それが大日経や金剛頂経といった密教の聖典に書き記されたもので、それを図示したものが『胎蔵界』と『金剛界』などの曼陀羅であります。そこには、大日如来を中心として諸仏諸菩薩が描いてありますが、これは大日如来の徳の現れ方がどのようになっているかを明示したものです。「徳」というのは、「功徳」とか「人徳」というように、恵みだとか慈悲深い、霊験のあらたかなことをいいます。密教では、とりわけ『慈悲』を尊びます。

仏教は、今をさかのぼること二千五百年前にお釈迦さまが開かれました。それが密教では、真っ先にお釈迦さまのお名前は現れません。では、密教は仏教ではないのかといいますと、ちゃんと曼陀羅の中にお釈迦さまは不空成仏如来として入っておられます。またの名を一切義成就如来。これはゴータマ・シッダールタというご本名の音訳に意味を付会させたお名前になっています。

なぜ、トップに現れないのか。

まず、その基本的な解釈からご説明いたしましょう。

釈迦による苦の超克

お釈迦さまは、西暦の紀元前五世紀ごろ誕生されました。インドとネパールの国境に近い釈迦国の王子でした。このまま城にいれば「転輪王」、つまり世界を制する王様になられるだろうと、もし出家すれば世界を救済する「仏陀」になられるだろうと予言者たちは言います。幼い頃から頭脳明晰で武道にもすぐれておられましたが、青年の頃から物思いにふける性格で、どうも王家の生活にあきたらないようです。やがて妻を娶り、一子をもうけて出家なさいます。

これが二十九歳の時であります。

お釈迦さまは、「この世は、『苦』に満ちている。この『苦』から衆生を何とか救う方法はないか」と考えられたわけです。そこで苦行林に行かれ、六年間荒行をいたしますが、悟りに至らなかったのです。しかし、里に下りられ、村の婦人の差しだす「牛乳の粥（スジャータ）」をいただかれて菩提樹の下で瞑想に入られます。そこで悟りを開いて仏陀となられた。三十五歳の時で、その地位がブッダガヤーであります。

さて、その悟りとは何か。『四諦・八正道』であります。四つの真理と正しい道、ないしは、「八聖道」と書くこともあります。これがお釈迦様が説かれた仏教の根本教理でありますが、その前に菩提樹の下でお釈迦さまは、何を瞑想されたのか、その点に触れておきましょう。

お釈迦さまがお生まれになるまえから、『縁起説』という思想がありました。「縁起を見るものは法を見る、法を見るものは縁起を見る」といわれ、これが仏教のベースになっております。縁起とは、多くの因縁が集まって起きる現象をいいます。諸々の現象を見れば、真理が分かり、真理が分かれば諸々の現象が分かる、ということです。ですから、仏典を見ておりますと、すべてが因縁で結ばれたこの世のことがよく分かります。

まず、この世は、常に変化して一瞬たりとも留まることがない。これを『諸行無常』といいます。常に変化するのが現世であります。また、すべてが他に依存し、影響しあって存在する。自分一人で存在するものでもない。これを『諸行無常』といいます。

ここには、神とか仏の存在は書かれておりません。絶対的な存在を認識する必要もなければ証明の必要もないのです。仮に絶対的なものが存在したとしても、仏教では、苦楽の運命とは関係ないと考えるからです。これがのちに誕生する大乗仏教と密教の大きな違いです。

この世は、『諸行無常』であって『諸法無我』である。しかも、一定の法則によって動いている。だから人は、これらと調和して生きるためには、正しい世界観や人生観を持たなければならない、とお釈迦さまは説かれます。原因には、すべて結果が現れる。

たとえ無知で行った行為でも、必ず報いがくる。その原因は、必ずしも現在行った行為だけをいうのではなく、過去から未来にわたるものをいいます。知識・記憶・習慣・性格といったものは過去の集積であって、それが将来にも伝わっていくからです。自分と相手が感情を衝突させるから苦楽が生じ、憎愛の感情が湧き、そして好き嫌いを取捨する。すべて過去の集積として起こるわけです。

私たちは、親の遺伝子を受け継いでおります。顔・形や性格といったすべてが親からの贈り物です。また、家庭や親戚、つきあいも受け継ぐことがある。社会にでて知り合う人もいる。これらの諸々の現象を知らないといって避けるわけにはいかないのです。この世は、人と人の関係で成り立っておりますから、一人で生きているようなわけにはいかないのです。

もし、私たちが両親に関係なく誰もいない世界にポツンと生まれることができれば、こうした苦楽は起こらないのです。これは当然のことですが、そういう人はおりません。だから、原因を明らかにして取り除いてと、お釈迦さまは仰るのです。

そこで先ほどの、『四諦・八正道』の悟りになるわけです。

苦から脱する方法

『四諦』とは、人生における四つの真理という意味で、「苦・集・滅・道」をいいます。「苦諦」は、この世は「苦」であるという真理です。しかし、その「苦」には、いろいろな原因があるという真理が「集諦」です。

「苦」は永久に続くものではなく、かならず滅するという真理が「滅諦」です。滅すれば悟りに至る行法があるという「道諦」、これらを総称して『四諦』といいますが、それぞれが別個に存在するのではなく、「苦・集・滅・道」という一連の流れとしてとらえるのです。この世は苦であるが、その原因をたずねればいろいろな要素がある。それを取り除くことによって苦を滅することができる。滅すれば悟りに至る方法があるという真理です。

この現象世界には、「四苦八苦」というように、いろいろな苦があります。「四苦」は、生・老・病・死であります。これはみなさんもご存じでしょうから説明を割愛いたします。

さらに四つの苦があります。愛別離苦・怨憎会苦・求不得苦・五蘊盛苦という四つです。

愛別離苦は、愛しい人との別れです。肉親の死、親しい友人との別れ、そのたびに苦を味わうのです。また、怨憎会苦は、人を恨み憎む場面に遭遇することです。友人が異例の出世をいたしますと、羨む気持ちが頭をもたげます。愛する人に別の恋人がいたりしますと、これまた嫉妬の本能に身を焼くことになる。その苦しみを怨憎会苦といいます。求不得苦は、求めているものが得られないときの苦です。子供がおもちゃを買って欲しいとねだります。買ってもらえませんと火がついたように泣いたりいたします。これが苦だというのです。五蘊盛苦は、物質および肉体、そして感覚や知覚、概念を構成する想念、意思とか記憶、最後に純粋な意識、これらが影響しあって苦が生じるのです。

この五蘊盛苦は、少し分かりにくいようですから、「五蘊」について説明を加えます。

五蘊とは、この世を構成するあらゆる物体・現象・事象は、「物」と「心」からなっているとする規定概念です。それが五つで構成されているというもので、内訳は「色・受・想・行・識」の五つであります。「色」というのは、簡単に言えば眼に見ることができる物体のことですが、その物体と物体とが支え合い、からみあって存在しているわけです。例えば、樹木は、大地に支えられ、炭酸ガスを酸素に変えて他の生物を生かしますから、お互いが支え合う関係にあります。「受」といいますのは、好きとか嫌いと言った感情を指します。要するに感受性です。「想」は、思いを描いたり、観念を心に持つことをいいます。思想は、まさしく心に構築した哲学的世界であります。「行」というのは、意思のようなものです。やるか、やらないか、絶えず人は意思決定を迫られます。そして「識」は、意思・認識作用を言います。

「色」は外界で、あと四つは内界を表しております。

この世の中は、これら「五蘊」からなっていて、それ以外の存在はない、と断言できるのです。これらがなくして「我」も存在しないという概念です。他人の「想」が自分の「想」と衝突すれば苦が生じる。一人の男が女性に好意を抱きましても、相手が嫌いだといえば、お互いの「受」が反発しますから苦になるのです。しかし、現世は、この「五蘊」で構成されていますから、この宿命から逃れるわけにはいかないのです。

お釈迦さまは、こうした苦から脱する方法を悟られたわけです。それが『苦集滅道』、いかなる苦も永遠に続くものではない。必ず解決法があるという真理です。

これを医学にたとえるならば、患者さんがやってこられたならば、まず病状を把握いたします。それがいろいろな原因によって発病していることを突き止める。それに対して薬を調合して、当座の解決をしてあげる。ところが本当の原因が取り除かれなければ、また同じように発病いたしますから、お医者さんは、再発しないように生活環境の改善や、積極的に健康に気づかうように指導する、というような具合になります。

苦の再発を防ぐ徳目

いかにしたら「苦」が再発しないのか。そこに『八正道』があるのです。それは、私たちが勤めなければならない八つの部分からなる聖なる道の実践徳目です。

八つの徳目をあげます。

第一に、正しい智慧・見解、正しい世界観・人生観を持つこと。

第二に、正しい考えや企画、正しい心構えや決意をすること。

第三に、うそをついたり悪口や中傷のたぐいを言わないで、真実の、心のこもった慈愛のある言葉を使うこと。

第四に、殺生や盗み、姦淫をなさず、生物を愛護し、人には慈善をなすこと。

第五に、日々の生活を規則正しく行い、食事や仕事、遊びから休養までを気づかって暮らすこと。

第六に、理想に向かって努力し、さまたげになることをしないこと。

第七に、ぼんやりとしないで正しい意識・思念を持つこと。

最後に、明鏡止水のような境地に自らを置いて、瞑想をすること。

以上のような八つの部分からなっております。

いろいろな「苦」に見舞われても、正しい智慧をもって考えなさい。そうすれば、かすかに見えてくるものがある。それを正しく受けとめる。また、他人に対しては、うそをつかないで慈愛をもって接する。盗んではならず、草木にも愛情をそそぎ、日々を規則正しく暮らすならば、心にも平安が訪れるだろう。そうなるように努力を怠ってはならない。ぼんやりとした怠惰な気持ちを捨てて、静かに瞑想するならば、その道も見えてくるだろう、ということです。これらをお釈迦さまは、八十歳で涅槃に入られるまでの四十五年間に説教されたのです。

お釈迦さまは、人間を、「苦」の因縁を背負って生きているものと捉えておられることが分かります。死ぬのは嫌だし、愛する肉親と別れるのも、嫌だと執着する。それを断ち切れとおっしゃるのですから、臓器提供に迷っている人がいれば、さっさと提供しなさいと説得されるかもしれません。しかし、他方では、なぜ死を恐れるのかと、リシピエントにもおっしゃるように思われます。これは、生への執着が強いのが人間だという証拠であり、生死の意味を考えさせられる教えでもあります。この真理は、今日の日本人も受け継いでおります。そこで、「輪廻」についてお話ししておきましょう。

輪廻転生の諭

お釈迦さまは、相手が理解しやすいように平易な言葉を使い、身辺の例を引いて説教しておられます。とりわけカースト制の厳しいバラモンの時代でありますから、下層階級は、経文を読もうにも文字を知りません。そこで「輪廻」というわかりやすい生命のあり方を説かれます。

この「輪廻」の思想は、なにもインドが専売特許ではありません。紀元前六世紀から五世紀にかけて、古代ギリシャでは、ピタゴラスやプラトンなどが、霊魂は不滅であって、それは人間ばかりか動物や草木にも生まれ、前世から来世にかけて流転する、と唱えております。また、古代エジプトでも、この世に再び生まれ変わるという考え方がありまして、生前に善行をなした者はこの世に再び生まれ、悪行をかさねた者は、地獄に堕ちるというような「輪廻」を信じていたようです。

エジプトの壁画に、天秤に心臓を載せている図があります。人が死にますと、まず冥界の王ハデスのもとに行きます。そこで心臓の重さを量りまして、善行を積んだ人の心臓は、もう一方の錘よりも重いですから下に沈みます。ハデスは、これを見て再び人間として生まれることを約束してくれます。軽い心臓ですと、気の遠くなるような悠久の時間を地獄で過ごすことになります。だから、生前に善行を積んで、地獄に堕ちないように努力せよという教訓になるのです。

インドでは、紀元前八世紀から七世紀にかけて、すでにウパニシャッド哲学で、いろいろな輪廻説が誕生していまして、それが仏教にも受け継がれております。とりわけ仏教では、不変・絶対的なもの、つまり神とか仏といった絶対者すら認めてはおりませんから、自分の「正しい行い」がすべてなのです。ですから、人間も動物も、日頃の善悪の行為にしたがって、天から地獄といった世界を輪廻すると説いております。因果がめぐるかぎり輪廻は続くのです。ハツカネズミの回り車のように、これも永久に輪廻の輪からは抜け出せないのであります。

インドにおける「輪廻」は、ギリシャやエジプトでは再び人間に生まれることを最上といっているのと違って、輪廻の輪から解脱して理想世界、仏の世界に行くことなのです。仏教のすべての行法は、理想世界に行くために行うものなのです。

ここが仏教の、「輪廻」思想、つまり生命観の特徴といえます。自ら「四諦・八正道」を実践して、欲望や執着を乗り越えて解脱する。解脱をすれば、輪廻の輪から離れて永遠の理想世界に往生できると教えております。

輪廻は、六道輪廻といいまして、「地獄・餓鬼・畜生・修羅・人、天」といった六つの世界があって、善悪の行為によって生まれる世界が定まります。ここにある「天」というのは、生命が有限であり、理想世界は無限の生命がいただける。解脱すれば、これら六道の「輪」から脱して理想の世界、不変の幸せ、永遠の生命が得られるといった仏の世界に生まれる。これが仏教の最終目的であります。

数年前の秋、私は、京都大学名誉教授で数学者の森毅先生と対談いたしまして、とても興味あるお話を伺いました。森先生は、京都大学を定年で辞められたあとの湯川秀樹博士と対談されたそうです。湯川博士はご存じのように、日本人で初めてノーベル賞を受賞された物理学者です。その折りに湯川博士がこう言われたそうです。

「森君なんかは、輪廻転生を信じんやろ。そら楽観論やで。死んでそれっきりやったら、こんな簡単なことはあらへんで。わしはなあ、死んで豚に生まれ変わったらどないしょ、と思うたら心配でなあ」

それを聞いた森先生は、唖然とされたそうであります。あの世界的な物理学者が、霊魂の不滅を信じて、来世を心配される姿が異様に見えたわけです。しかし、この輪廻思想は、ものごとを探求すればするほど、不可知の世界を想定せざるを得ないのです。

輪廻転生という生命観は、それほど強烈なインパクトを与える思想だったわけです。それ故に、お釈迦さまは、正しい行いを奨励するために、旧来から説かれていた「輪廻」を説かねばならなかったのです。

さて、輪廻を説き、「四諦・八正道」を説かれて、自己完成を目標とされたお釈迦さまが入滅されましてから、皮肉なことに各地にお釈迦さまの仏舎利が建立され、遺骨とか遺髪、身につけておられたものなどが、信仰の対象となって弟子や出家者に愛好されたのです。

これは個人崇拝、ないしは絶対者、神とか仏とかの存在を認める行為でありますから、このことは、必ずしもお釈迦さまが願っておられた方向ではなかったのでありましょう。が、入滅されていき原始仏教が終わりをつげますと、弟子たちは、まず膨大な量の仏典の整理にかかります。お釈迦さまのお説教はこうであったと、それぞれが記憶した教えの再確認です。それをさらに「律・経・論」と分類されます。律は、僧侶の戒律を中心としたものです。経は、教えそのものです。論は、教えをどのように伝えるかといった論法です。

これらが整いますと、それぞれの教典をいろいろに解釈して、分派活動が活発化するのです。お釈迦さまの教えを忠実に実践している仏教を「部派仏教」というように呼んでおりますが、のちに大乗仏教の誕生とともに「小乗仏教」と呼ばれるのがそれです。

以上が、仏教の起こった経緯でありますが、後生の弟子たちが、お釈迦さまの教えに基づいて、さらに仏典を誕生させます。

密教の誕生と生命観の徹底

仏教が大きな変革期を迎えますのは、紀元前一世紀ごろです。大乗仏教の誕生です。「大乗」といいますのは、人々を極楽に運ぶ乗り物が大きいという意味からきております。逆に、部派仏教は一人乗りではないかと、「大乗」の人が軽蔑して「小乗」と呼んだものです。部派仏教の方々は、この呼び方をしておりません。しかし、「大乗」の出現によって生命観が大きく変化いたします。ちなみに、「般若心経」という教典がありますが、この意味は「到彼岸」、つまり、人間の世界から仏の世界に無事に送り届けてくれるありがたい「乗り物」という意味です。これが大乗仏教の特徴であります。

その大きな違いを挙げますならば、まず、部派仏教は、悟りを得た亜羅漢となり、お釈迦さまの仏弟子となる思想でした。よく五百羅漢が石像になって祀られている寺がありますが、これはいろいろな人が悟りを開いたという姿を現しております。

ところがせっかく悟りを得ましても、それを大衆に向かって説きませんから「自利」思想、つまり自分だけが悟りを開けばそれでよいという思想に凝り固まったものです。そこで「大乗」では、仏陀となるのを目的とし、菩薩として仏法を説いて衆生に救いを施すこと、つまり「自利利他」、自らの悟りを、他に施すといった思想に転換するのです。

もともと「仏陀」というのは、悟りを開かれた人という意味でお釈迦さまのことを言っておりました。それが大乗仏教となりましてから、仏陀は、お釈迦さま以外にも過去から現在、未来にいたるまで、数多くの仏陀が存在し、この世以外の世界が数多く存在して、そこにも仏陀がいる、という考え方になります。三世の諸仏がそれです。そして、仏教にも三つの性格づけがなされ、「法身・報身・応身」の三つの順位に位置づけされるようになったのです。

「法身」は、永遠なる宇宙の理法そのものとしてとらえられた仏の姿をいいます。密教における大日如来がこれにあたります。

「報身」は、過去の修行によって成就した完全で理想的な仏を指します。法身の永遠性と次に述べます応身、ないしは応化身の具体性を統一したものです。浄土教では、報身であられる阿弥陀如来をご本尊としております。

「応身」は、応化身ともいい、衆生救済のために特定の時代や地域に、仮の姿をとって現れた仏をいいます。二千五百年まえ、インドに現れたお釈迦さまがこの応化身にあたるわけです。曹洞宗など禅宗系では、お釈迦さまをご本尊としております。

先ほど、お釈迦さまが密教における仏さまのトップに現れないことを申しましたが、この応化身としての仏陀を指すからです。

部派仏教が「業報輪廻」、すなわち「苦」から脱却して「輪廻」の輪から解脱を説いたのに対して、大乗は、自らすすんで「苦」の世界に赴き、そこで苦しむ人々の救済を説きました。社会全体を浄化しなければならないという「利他」、すなわち、法は衆生の救済のためにあるというのです。つまり、部派仏教が自分のために修行する自利利他主義に対して、大乗仏教は利他主義をとったといえるでしょう。

この大乗仏教は、一世紀のころに中国へ伝えられ、やがて朝鮮半島を経て、日本に伝わります。その説くところは、「すべての衆生は、仏陀になれる仏性を具えている。したがって正しい修行、努力をすれば、誰でも仏陀という完全な人格者になれる」と説いたのです。これを「一切衆生悉有仏性」といい、生きとし生けるものは、すべて仏性を持っている、となりました。また、「煩悩即菩提」ともいい、人間の欲望やら妬みといった煩悩は、悟りの境地であるというように、現世の弊害をマイナス要因としないでプラス志向で行こうというものです。初期の部派仏教が固く守った「四諦・八正道」の自己完成の精神が、ここで大きく変化したのです。

お釈迦さまが入滅されて、およそ千二百年ごろになりますと、「密教」思想が誕生いたします。そのまえ五世紀ごろから「雑密」の時代に入るのですが、哲学的に整備されていたわけではありませんので、あえてその時代については触れません。

密教の誕生とともに、仏教の生命観が徹底してまいります。

弘法大師の記した生命の本質

弘法大師の比較的晩年の作とされている教典に『秘蔵宝鑰』というのがあります。その一節にこう書いてあります。

「生れ生れ生れ生れて、生のはじめに暗く、死に死に死に死んで、死の終わりに瞑し」

この言葉は、しばしばいろんな書物に引用されますが、生はこの世限りのものではない。過去から未来にわたる永劫の彼方まで継続するものであり、いくら生死をくりかえしても、人はその生命が何であるかを突き止めようとしない。自分の実体を知らないでいるのである、という意味であります。

これを前後の関係から言いますと、その前文に「迷いの世界にいる狂った人は、自分が狂っていることを知らない。眼の見えない人にも等しい生きとし生けるものは、自分が眼の見えないものであることに気づかない」とあります。そうして「生れ生れて」と続くのです。そのあとに、「眼を病む人が空中に花を見たり、亀の苔を尻尾だと見誤ったりすることがある。世の常の人は、このように自分の体を本物の自我だと思い違いをし、それにとらわれて本心を失い、かたくなに執着する」(『弘法大師全集』)と、なっております。

どれだけ生死をくりかえしても、人は己を知らない。だから、真実の姿を知らねばならない、という意味になってまいります。

これも「輪廻」でありますが、その解釈の変化によって仏教の生命観の変化が読みとれます。お釈迦さまの時代は、正しい行為をすることで自己完成をめざしておりました。その正しい道を行う後押しの意味で輪廻を説かれたでありましょう。とにかく霊とか仏といったものにかかわりなく「四諦・八正道」を根本教理にされたのでありますから、輪廻を説くことも積極的にはなれなかったに違いありません。ところが、大乗仏教は「一切衆生悉有仏性」、生きとし生けるものの本性は仏である、と説いて、仏性が前面にでてまいります。こうして、「生れ生れて」となるのです。

お大師さまがおっしゃることは、自分が仏である。それを悟れと。密教では「山川草木悉皆成仏」、ないしは「草木国土悉皆成仏」と、積極的に「草木も大地もことごとく仏になる」とおっしゃるのです。あらゆる生命は仏なのだ。なぜならば人間の本体は、大日如来だからなのです。

問題は、お大師さまが、なぜ、このように積極的に仏性を説かれたか、なのです。

密教における奇跡とは何か

弘法大師（西暦七七四年〜八三五年）は、現在の香川県善通寺市で、地方の豪族佐伯氏の家柄にお生まれになります。幼いころから神童と呼ばれ、十五歳で伯父に連れられて長岡京に上京されます。十八歳のとき大学明経科に入られます。日本唯一の官吏養成のための大学でありますから、将来の展望は明るいものでした。大学では、儒教・道教・仏教を学ばれますが、どうも飽き足らない日々であります。お釈迦さまと同じ心境です。

あるとき一沙門に巡り合われます。沙門とは、出家者のことです。その沙門から空虚蔵求聞持法を授けられます。そして二十歳のとき、勤操という三輪宗の僧によって剃髪していただきまして出家なさいます。こうしてお大師さまは、修行の道に入られるわけです。もう、大学の授業どころではありません。都は長岡京から京都に移りますから、歴史の変動期でもありました。阿波の大滝岳、土佐の室戸崎、伊予の石槌山というように四国をめぐって修行をされます。そうして、奇跡を体験されるのです。

お大師さまの弟子の真済が著しました『空海僧都伝』にこうあります。

「阿波の大滝岳に上りて修念すれば、虚空蔵の大剣飛び来たりて、菩薩の霊応を標す。或いは、土佐室戸崎に於いて眼を閉じて観念すれば、明星、口に入りて、仏力の奇異を現す」

虚空蔵菩薩は、智慧の仏さまであります。また、明星といいますのも、虚空蔵菩薩を象徴する星であります。それが行をしているお大師さまの体に入ってきたというのです。この奇跡はいったい何か。それが研究テーマになったのです。

この神秘体験をありのまま人に聞かせたところで、誰も信じないだろう、では、どうすればよいのか、お大師さまは悩まされます。

神秘の追究

密教は、「事相」と「教相」から成っております。「事相」とは、お大師さまが体験された神秘、奇跡といったものをいい、「教相」というのは、それを説明して教える教理・教論というものです。この体験を説明できる「教相」を求めて、お大師さまは研究に没頭されます。とにかくご自分で体験されたことですから、他人がとやかく言えるものではありませんが、これを一般の人に向かって説くには、教理が必要になります。お大師さまの苦闘の始まりであります。

平安時代の初めのころは、まだ奈良の南都六宗が中心でした。仏教伝来以降、中国帰りの学僧が伝えたり、鑑真和尚のように中国からやってくる高僧もおられます。華厳宗・法相宗・三輪宗・律宗・倶舎宗・成実宗の六宗がありましたが、これらは研究機関のようなもので、宗派の形をなしておりませんでした。お大師さまに求聞持法を授けたのは勤操ですが、後にお大師さまが別当となられます東大寺は、華厳宗というように教団とはならずに、律を学びたければ律宗の唐招提寺へ行くといった状況でした。これが寺領をもって門戸を開いていたのですが、すでに述しましたように仏教は「律・経・論」の三つの蔵からなっております。これら三つの蔵に収められました教典のすべてをマスターされた高僧が三蔵法師と呼ばれておりますが、当然のことながらこれら三蔵を伝える南都の蔵には、神秘体験は入っておりません。

前述の弟子の真済の著作によりますと、「三乗・五乗の十二部経、心の裏に疑い有りて、未だ以て決を為さず」とあります。あらゆる経文を読んだが、どの経もいまひとつで心を決めかねている、という状態でした。そこでお大師さまは、真剣に諸仏に祈願いたします。「そうか、これぞ本物という教典をお示しください」と祈るわけです。そうしますと夢の中で「大毘盧遮那経」というお経があると教えられるのです。これが密教の一方の経典『大日経』だったわけです。もう一方の教典は『金剛頂経』で、この二つの教典についてはのちほどご説明します。

すでに日本には『大日経』が入っていたのです。しかし、その経典を読みますが、分かりません。そこには曼陀羅・灌頂・護摩・印契・真言といった専門用語が現れ、具体的にどのようなものか、またどうすればよいのか書き記していないのです。経典には、曼陀羅と書いてありましても、その現物がなければいかなるものか分かりません。仏弟子のなる灌頂にしましても、肝心の修法が書いてありません。護摩の方法はどうするのか、印ひとつにしても、どのように結ぶのか、どのような真言で仏さまを呼べばよいものか、その経典には何ひとつ書いてありません。それは師資相承といいまして、師から弟子へと口伝で伝えられるものだからです。日本には経典だけが伝わり、教理を受け継いだ人はいなかったのです。七年間、ご自分で勉強されますが、どうしても分からない。そこで中国留学を思い立たれ、西暦の八〇四年、遣唐使船に乗って長安をめざされる。そこで青龍寺におられました恵果和尚との出会いがあります。

宇宙は精神と物質から成っている

さて、密教でありますが、『大日経』を根本教理とした『胎蔵界』が七世紀中頃に西インドか中インドで誕生したとされております。その教えるところは、ありのままの自分の心を観察し、分析することによって、大日如来の慈悲を獲得する。自分の心に菩提、悟りを求めて、凡夫から次第に仏の心まで向上することを主眼としております。つまり、仏は己の中にあるわけですから、己を深く追究して仏だと悟る。と同時に、物質世界を現しております。この世はあらゆる物体が大日如来なのです。従って、万物を包含する仏として、これは胎内に子供を養育する母なる心と解釈されています。

お大師さまが反芻熟読しても理解できなかった経典がこれです。すでに完訳された教典を大和の国久米寺で、手にされたのです。

もう一方の『金剛頂経』を教理とした『金剛界』が、七世紀後半に南インドのスリランカで成立しております。『大日経』のように一貫した経典ではなく、いくつかの経典を修正して、『金剛頂経』と呼んでおります。その教えは、大日如来を智慧・智徳の方面から開示したもので、大日如来に秘められた智慧は、あらゆる煩悩をしりぞける。大日如来は、智慧である。私たちが思考したり感受性を見せるのは、この仏の智慧の働きである。金剛のように固くて、不壊ということから、精神世界を表しております。これは情にほだされない父なる心というようにも解釈されます。

これら時代と場所を異にして成立した『大日経』と『金剛頂経』は、それぞれのルートを経て中国に伝わり、師資相承されて長安は青龍寺の恵果和尚のもとに伝えられるのが百年後というスピードぶりです。いかにインドと中国が近い関係にあったかが窺われます。

そこへお大師さまが遣唐船に乗って日本からやってこられた。すぐさま恵果和尚の灌頂をうけ、弟子となって両部の教典を学ばれます。

恵果和尚は、「待つこと久し」と、お大師さまのおいでになるのを待っていた、とおっしゃって、教相の伝授が始まります。その様子は、右の器から左の器へ水を移すがごとき早さで吸収された、と中国の僧が書き残しております。おそらく苦節七年の間に経典が擦り切れるほど熟読され、分からない部分と分かる部分、聞かなければならない部分と、すでに疑問の部分がはっきりとしておりますから、お大師さまは、一つを聞けば百を悟るといった状態だったでありましょう。

『胎蔵界』の物質、『金剛界』の精神という、この宇宙の実相を表す真理を、お大師さまは『両部不二』、つまりは両部は一つだとして日本の密教が誕生します。両部を採用しているのは、日本だけです。前述しましたチベットでは、金剛界系がいまも残っております。

ここに宇宙は、物質と精神から成っているという生命観を具体的に示すことになります。具体的ということは、密教には曼陀羅という宇宙の実相を、絵に描いているからです。密教の寺に参りますと、これら、両部の曼陀羅が掛かっております。

生命観をとりまとめてみますと、宇宙は物質と精神からなっている。しかも、それらは大日如来が生み出したものだというのです。菩薩、明王といった仏さまも、大地や草木、人間にいたるまで大日如来なのです。あらゆるものに仏が宿るという汎神論でありますが、人間もまた仏性がある。その仏性に目覚めて他を救ってこそ人間本来の姿である、となるわけです。そこで『即身成仏』ということが説かれます。

即身成仏の意味

真言密教は、この「即身成仏」を目的としております。この身すなわち仏と成す。宇宙のあらゆるものは、本来、「すでに成れる仏」であって、物体とその姿、形、そして働きからなっているという面から解釈するならば、あらゆる物体から精神までものすべてが宇宙に遍満する大日如来から生じたものだという意味です。しかし、これだけでは理解できませんから、もう少し詳しく説明しましょう。

お大師さまの著書に『即身成仏義』があります。そこに端的に解き明かしておられる部分を引用してみます。

六大無碍にして常に瑜伽なり
四種曼陀おのおの離れず
三密加持すれば速疾に顕わる

重々帝網なるを即身と名づく

これを直訳してみますと、次のようになります。

六大をもって表す体相は、妨げるものなく瑜伽し合っている

四種類の曼陀羅の実相は、互いに関連して離れない

身・口・意の神秘の働きをもって加持をすれば、その効果はすぐさま現れる

帝釈天の珠網がきらきらと輝いている如く、一切の身が互いに重なり合って円融している。

密教では、宇宙に存在するあらゆる物体は、「体・相・用」の三つの面から成り立っていると見ます。「体」は、物体そのもの。「相」は、物の姿・形。「用」は、物体の動き、作用。すべてがこれら三つの要件で説明されます。

例えば、バラの花（体）ならば形（相）があり、香りをふりまいて気分をな

ごやか（用）にする、と言うように、すべてに三つの面があるのです。

宇宙もまた、これら三つの面で説明され、これが密教の宇宙観になります。

宇宙の「体」は、まず「六大」で表されます。「六大」とは、「地・水・火・風・空・識」の六つの存在要素です。人間にたとえるならば、肉体、血液、体温、呼吸、そして成長する空間。以上の五つが物質的な存在を表しており、「五大」といいます。最後の一つ、「識」ですが、これは精神的存在であります。つまり宇宙は、物質だけで成り立っているのではなく、精神作用が加わって、初めて存在しているのですから「六大」といいます。ここに出てくる「大」も、先ほど大日如来につけられた「大」と同じです。

これら六つは、バラバラに存在しているのではなく、お互いが溶け合っている。それが「六大無碍にして常に瑜伽なり」という表現になります。

「即身成仏」は、この宇宙の実体の認識から始まります。

次に「相」では、宇宙には四つの面があります。それを密教では、四つの曼陀羅で表していますから「四種曼陀」といいます。宇宙の実相を絵にしたものです。四つありながら「不離」、つまり別の角度から表したものであって、すべて同じなのです。これが宇宙の形であります。曼陀羅を見れば、大日如来を中心としたすべての世界が分かるわけです。言うなれば、宇宙の組織図であり、家系図なのです。

そして「用」では、「三密加持」に集約されます。

仏教では、私たちの日常の行為、生活は、すべて身体・言語・心の三つの働きで成り立っております。これを「三業」といい、「業」は、カルマの訳語で、所作、働きを表します。これを密教では「三密」と呼んでおります。なぜかと申しますと、身体・言語・心といったものは、外からは窺い知れないほど奥深いものだから「秘密」なのです。これを私たちは、「身・口・意」といいまして、「もし真言行者あってこの義を観察して、手に印契を作し、口に真言を誦し、心三摩地（想念を離れて心が静寂になること）に住すれば、三密相応して加持するが故に、早く大悉地を得」という神秘的な力があるからなのです。

これを平たく言いますと、仏が人を救いたい（人間の内部にある仏性＝宇宙のエネルギーを解放させてやりたい）と願う力（加被力と言う）と行者と信者さんが救われたい（エネルギーを開放してほしい）と願う力（功徳力）と、そして宇宙に遍満する力（エネルギーで法界力と言う）の三つが合致して行うのが「三密加持」だからです。

つまり、人間には、このような隠された力があるわけです。それがこの身体を仏とする「即身成仏」で表されるのです。

しかしながら、人は、仏であることを忘れて、自分の本体を究めようとしない。だから修行をしてこの身を仏と成さねばならない、と説かれます。

お墓参りをされますと、五輪の塔があります。また、板の上のほうを五つに区切った卒塔婆もあります。その五つというのが物質的存在、つまりは肉体を表しております。そこには必ず「バン」という大日如来を象徴する梵字が書かれておりまして、この「バン」こそが精神的存在、つまり霊は大日如来のもとに戻っていったという象徴として書かれております。人間は、死とともに肉体を「五大」（大日如来）に戻し、精神を「識」（大日如来）のもとに帰す。ともに大日如来そのものですから、すべて仏の世界に戻ることになるわけです。ことここに至っても、死の判定と思われる部分や、遺体を大切にせよというような部分は出てまいりません。この身体も心も仏である。死ねば、すべて仏のもとに戻る、としかでてこないのです。密教のみならず仏教にとって死は、超克のテーマではあっても、教義の主たるテーマではなかったことが分かります。仏教の主たる目的は、人が救われるということなのです。「即身成仏」は、まさに仏となって救えと、そしてこの世を極楽にせよという教えなのです。

脳死への意識の揺れ

一般の人の仏教に対するイメージは、おそらく葬式かお彼岸の墓参り、そしてお盆の施餓鬼といった儀式を想像されますが、本来は、人間がどのように生きるかという智慧の教えなのです。そのために、われわれを取り巻く宇宙の本体を観想し、そのどこに自分たちが存在しているかを知ろうとするわけです。行き着いたところは、私たちは仏だという神秘にたどり着き、そこに救いを成すこととなるのです。

臓器移植や脳死の問題で、仏教は、何ら障害となる教えはないことが、これによってお分かりいただけたと思います。それでも移植そのものが日本ではなかなか進まないわけです。脳死には関係のない遺体からの臓器移植、角膜移植といった、従来から行われている移植手術にしても、ドナーが極度に少ないというのが現状であります。

何が原因しているのでしょうか。私は、平成十年の三月、ちょうど山口大学の講義のときに予備調査をして、六月、臓器移植法が成立したあと、本格的に医学生と一般の会社に勤める人々を対象に調査をしてみました。詳しい結果は、いずれ論文として発表されたときにご覧になられるとよいと思いますが、まず、予想したように脳死に関する知識は、医学生が優位で、一般人は、まだよく理解していません。そういう状況で調査したわけです。

まず、脳死を人の死とするかどうかです。賛成と答えた人を比較しますと、

一般人　六〇・九％

医学生　八四・三％

この数字を、どのように読むかです。説明はあとにしましょう。

次に、医師が臓器の提供を申しでた場合賛成するかどうか。これには、臓器移植法にありますように、生前の意思が残されている場合と、そうでない場合が想定されます。

生前意思がある場合の賛成は、

一般人　七四・四％

医学生　九三・四％

生前意思のない場合の賛成は、

一般人　三三・一％

医学生　四一・四％

あなた自身が脳死になった場合、臓器を提供してもよいと思うかどうか。

一般人　五六・七％

医学生　八三・一％

あなたが臓器移植を必要とされた場合、レシピエントになるかどうか。
一般人　六一・八％
医学生　八二・五％
あなたのご家族が移植手術を受ければ助かると言われた場合、受けさせるか。
一般人　七四・三％
医学生　九二・七％

だいたい、脳死については、以上のような数字がでております。これをどのように読み解くかです。その一部について触れてみましょう。

冒頭にあげた、脳死に賛成と答えた数字ですが、一般人六〇・九％、医学生八四・三％と、意外なほど少ないのに驚きました。臓器移植法が成立した直後ですから、大方の人はその意義を知っているわけです。それでも賛成できないと答えた一般人は、五人のうち二人もいるのです。風邪をひいたとき、ほとんどの人が病院や薬局に行くわけです。それが脳死となるとどうして躊躇するのでしょう。ここらあたりに日本人の死生観がありそうです。

そこで生前意思がある場合を見てみますと、一般人七四・四％、医学生九三・四％とでています。これも私は意外と一般人が少ないのに驚きました。それに医学生にしても一〇〇％賛成するかと想像したのですが、やはり躊躇が見られます。

生前意思のない場合、一般人三三・一％、学生四一・四％と、大体、私が想像した数字がでています。脳死臨調が悩んだ部分だろうと思われます。

あなた自身が脳死になった場合、臓器を提供するか。一般人五六・七％、医学生八三・一％。医学生の数字が少ないように思われます。この医学生を臨床経験の有無で分析してみますと、臨床経験のある学生は、八二・九％、大学生が八三・七％。経験のある学生のほうが、わずかに少ない。年齢差のせいか、それとも進路を決めたせいか。有意差は、その程度のものだろうと思われます。

あなたがレシピエントになるかどうか。一般人六一・八％、医学生八二・五％。医学生の場合の説明は省略しましょう。一般人の約六二％は、あまりにも少ない印象を持ちます。調査対象とした一般人の平均年齢は、四十二・三歳です。男女ともに働き盛りです。移植手術をうけて長生きしたい年齢に思われるのですが、結果はそうではないのです。

脳死に関する調査は、この程度にとどめておきますが、一般人と医学生の有意差は、医学知識の有無も関係あろうかと思われますが、比較的に否定的な立場が意外と多いのに驚かされました。

これらの原因を考えてみますと、第一に理解不足ということが挙げられます。しかし、理解したからといって、すぐさま社会状況が変化するかと言いますと、そうも簡単ではないようです。

脳死法促進の障害

私は、あるときこんな経験をしたことがあります。ちょうど、お子さんを亡くした方の葬儀に立ち会ったことがあります。葬儀を済ませまして焼き場でのことです。お骨を拾ってから金襴の布に包まれた箱に骨つぼを納め、それを首から下げたお母さんが、「先生触ってやってください。まだ、温かいんです」とおっしゃる。そのお母さんは、あたかも生きたお子さんを抱っこしているような気持ちでおられるのです。

親子の強い愛情を見る思いでした。まして、脳死の状態とはいえ、体温のある生身の身体を提供するというのは、とても身を切られる思いだろうと想像できます。たとえ誰かの肉体の中で生きるといわれても、亡くした肉親が戻るわけではないのです。

こうした感情は、何が原因しているか、今回の調査でも、おおよそ判明いたしました。それは再三申しあげておりますが、仏教においては、遺体への信仰は希薄でしたが、あくまでも教理からくるもので、実際には、日本には数多くの思想が流入しております。お大師さまが、大学で道教・儒教・仏教と学んでおられましたように、平安時代には、すでにこれらの東洋思想が普及していたわけです。神道的なアニミズムもあります。ですから、先祖崇拝や遺骨信仰といったものが絡み合って、遺体を「無用なゴミ」として見ることができない背景を持っていることです。また、単に身体にメスを入れるのに嫌な感情を抱くこともあります。親からもらった身体を傷つけることへの配慮です。これなども、忠孝を説いた儒教の影響でありましょう。まして子供が、親の遺体を棄損することは、親孝行の存立をも危うくするものといえます。親不孝な子供でも、心の中では親孝行が美徳と信じておりますから、これを一朝一夕で改めることはできません。

日本に伝わった仏教は、最初は遺体に執着しなかったわけですが、亡骸を大切にする儒教や土着の宗教と交じり合い、湯で死体を洗って死に帷子を着せ、六道を輪廻しないようにと、死者に六文の銭を持たせまして送り出すようになりますと、もう一人の旅人を見送るような感覚になっております。一つずつ地獄から天までの六つの門にお賽銭を投げて詫びを入れ、「どうかお呼び止めて下さらないように」と、迷界からの招きを勘弁していただいて、仏の世界へと赴くのであります。

このように死生観は、場所と時代によって変化するのです。

死者を鞭打つといえば、大変な残虐非道な行為になりますのは、やはり死人に「人格」を認めるからです。また、日本の刑法では、「死体遺棄」「死体棄損」は禁じられております。このごろでは、何ごとも自由化の波に乗って骨灰を空から撒く散骨が行われようとされているそうでありますが、そうもドライになり切れない心情もあります。私たちが育った環境では、やはり遺体に執着する習慣がありますから、余程の転換がなされない限り自由にはならないのです。

このような日本ですから、たとえ法律が施行されたからといって、医療側は、オールマイティーのカードを手にしたことにはならないのです。現実の問題として、ドナーがいなければ手術ができませんし、さりとて医師の側から臓器の提供を積極的に申し出ますと、いかにも人助けより、手術をやりたがっているような印象を持たれ、医療不信につながりかねない心配もあります。しかし、何らかの形で医療は、ドナーへアプローチしなければなりません。

平成十一年の四月末のことですが、厚生省は、ドナー・カードを健康保険を送付する際に同封して、全国的にドナーとなる希望者を募るように働きかけると発表しました。成功すればよろしいのですが、いま、医療は、必ずしも社会から良い目で見られているとは限りません。過剰医療や保険の水増し請求、脱税と、何かとマスコミから目の敵にされているようです。ほんのひと握りの医師・医療機関にすぎないのですが、過大に報道されるがために、すべてが不正をしているような印象で迎えられております。これらを払拭するためには、公明正大に医療の内容を患者の側に告知して、どのような治療がなされるかを説明した上で納得を得、その結果において治療を始めるという面倒な手続きが必要であります。このインフォームド・コンセントは、かなり普及されつつあるようですが、まだ医療側が手の中を見られるのを嫌がって、十分になされていないようであります。病名の秘匿が、治療に役立つことも多々あろうかと思いますが、多くの場合、医療側が情報開示に消極的なのが気にかかります。

信頼を再構築するために

かつて医療は、完全に医師の手のうちにありました。しかし今日、医療関係の情報が氾濫しておりますから、患者の側も真剣になって病気を突き止めようと努力いたします。そのために素人ながら、いろいろな知識を習得しております。それがもし、間違っている場合には、医師は、その道の専門家として正しい方向に導かなければなりません。一旦、間違った方向に進んだ人を導くには、大変な時間と労力が必要です。

たとえて申しますならば、線路の上を走っている列車を丁寧に運転すれば、何も間違えずに駅から駅へと走れますが、この路線を外れたならば、時すでに遅しで、操縦は不可能になってまいります。医師は、患者を正しく導く路線であり、患者は、そこを走る列車であります。無明の闇に向かって走る列車は、いつも不安に襲われてブレーキに足をかけながら走っております。時にはブレーキを踏んでみたり、逆に走ったりいたします。これを無事に次の駅まで走らせるためには、あらかじめ路線の状況と変化を説明する障害となる情報に邪魔をされない予防措置を取らねばなりません。

これは、医師と患者が相互の理解と信頼の上に立っていなければならないということです。いかなる最新医療機器を装備しておりましても、信頼を失った医師は、再び列車を線路に乗せることは不可能であります。

従来の医療は、医師が施す側で患者が受ける関係で秩序が保たれておりました。日進月歩の発展を遂げている間はそれでもよかったのですが、ほぼ限界に達し、昔の「薬石効なく」の状態が必ずやってくることを人々は知ってしまったのです。かつ、長生きが必ずしも幸福には結びつかないといった「諦観」も、長寿社会を得てみて人々は学んだのであります。

だったら病院に来なければよい、と胸を張って言えるほど医療は社会に奉仕をしてきたのではありません。社会に大いなる貢献はしましたが、無料奉仕ではなかった。

医療保険制度は、患者の負担軽減を図って福祉に役立ってまいりましたが、同時に、膨大な医療費を共同負担することで、難しい病気を克服するプロジェクト・チームを組むシステムでもあったのです。医療機関は、世の中になくてはならない施設として、莫大な医療費を投じて病気を克服する。国民は健康的であれ反健康的であれ、それら資金を共同負担することで「生・老・病・死」の四苦から安心を得ようとしてきました。医療もそれを受ける側も、お互いが良きパートナーだったのです。

この関係は、二十一世紀にわたっても続くでしょうし、未来永劫、約束されたものだといえます。しかし、医療は超然と聳え立ち、患者がそこにひれ伏す過去の関係は、決して再現いたしません。

科学の発展を盲信して、発展はすべからく「善」であるといった神話も、やがて消滅するでありましょう。そして、私たちが失った人と人と、心と心、それらが「重々帝網なる」ように融け合っていく社会をめざす時代がやってまいります。

これからの医療は、先端技術の習得よりも、先に相互理解と信頼にあるのです。それは、私たちがかつて持っていた「慈悲」の心、相手を思いやる心の再構築だといえます。

医師と患者が信頼関係に立つならば、臓器提供の問題も、意外と早い時期に解決するでしょう。患者、家族が信頼できる先生から「もう、この状態で蘇生は無理です」と言われれば、その死が迫っていることを納得します。また「心臓を患って寝たきりの人がいますから、ご家族の臓器提供のことをお考えになりませんか」と、問いかけられたならば、家族も「この先生ならば」と、提案に応えようとします。よく患者さんから、「あの先生には、ご恩になりました」と、感謝の声が聞こえてまいります。だから、「恩」に報いたいといった慈悲の心をどこかに持っておられます。それだけ信頼を得る機会が多いのですから、心のこもった医療は、医学の進歩にも貢献するのです。

そこで、最後に二つのことをお伝えしておきましょう。

私が、三つの国内の大学医学部と一つの外国の医科大学で講義をいたしますとき、最後に必ず申しあげる言葉です。それは「同悲」と「愛語」です。

「同悲」というのは、同じ悲しみを我が身に抱くということです。患者さんの気持ちになるということです。そうして、優しい言葉をかけてあげること。これを「愛語」といいます。

苦を背負って病院へ相談においでになるのですから、患者さんは苦の真っ只中で悩んでおいでになります。そういうとき、お医者さんのやさしいひと言ほど救いになるものはありません。お医者さんの心は、必ず相手に伝わるものなのです。それは、お互いが仏と仏だからです。これは「癒し」の医療に必ずつながります。

この「同悲」と「愛語」を結びといたします。

第二章　生命倫理、人は何を信じるのか

医療に求められる物差しとは

「人は何を信じるのか」を考えてみたいと思います。漠然としておりますが、「物から心」へと、現代社会は動いております。二十一世紀は、「心の世紀」とさえ言う人がいるように、心の問題が大いに重視されます。今日まで人間は、あくなき欲望のために自分たちの社会・生活環境までも食い散らかして、なお物質的な欲望を追求してきました。マスコミをにぎわしている数々の事件は、あくなき物質の追求と心の欠如と言うことが出来ます。

端的な例といたしましては、あとをたたずに騒がれている保険金殺人などは、小説の世界でしかあり得なかった事件でした。また、少年の殺人事件も、まことに意外な展開となって世間を騒がせました。

あらゆる学問は、すべからく人類の幸福を追求するためのものであったわけですが、いつの間にか個人の幸福追求の道具となってしまいました。これは医学の分野でも同じであります。量から質へ、質から心へと進む過程で、過剰医療と保険の不正請求、所得の過少申告、あげくの果てに脱税と、医療関係者の芳しくない行為が表沙汰になっております。みんながみんな、やっているのではない。ほんのひと握りの心ない医者がやっているのだ、と申しましても、一旦、こうしたイメージを持たれますと、医療界全体にわたって行われているのではないかと世間では見なします。これは生命倫理以前の、医者としての倫理の欠如が問われる。それが全体のイメージをぶち壊しているのであります。

平成九年、脳死による臓器移植法が施行され、平成十一年にやっと一例の脳死者からの臓器の提供による手術が行われました。その記者会見で、脳死者の検査を二度もするという慎重ぶりは、一体何を意味していたでしょうか。つまりはマスコミに叩かれるのを恐れた対応だったように見えました。このことは周囲の目が医療不信に凝り固まっていることを医療の側が認めたことになります。これでは迅速な手術は出来ません。今回は、臓器移植には触れませんが、医療に対する根強い不信があることを認識しなければなりません。本当に患者さんのための医療なのか、それとも次の世紀をになう研究のための先端技術なのか、そういった新たな問題提起として、臓器移植の推移を見守っていかねばなりません。

医師・医療の道を選んだ方は一般の方と比べて、身近に人間と接して暮らすことになります。人間の幸せをどこに求めるか、また人は、何を求めているかを直接に肌で感じる機会が多くあろうと思います。患者さんと接する時間、会話する時間は短いかもしれませんが、その短い間の接触でも、治療を通して対話することになります。

社会は、人の集合体でありますから、生活観や価値観も同一ではありません。しかし、相手の信ずるもの、信じたいものを感じ取ることで、全体像をつかまえることができるはずであります。他人を知るには、自分の物差しがきちんとしていなければなりません。その物差しが、今日の医療には残念ながらありません。

従来は、その価値観をお金や物で測ってきました。物質的な欲望を満たすことで十分だったわけですが、ここに心の問題が提起されますと、医療において一体、「心とは何ぞや」といった漠然とした問いかけが生じてまいります。これは医師の方・医療に携わる方が実際に臨床に立って考えなければならないことですが、その準備段階として判断の一つの見方を示しておきたいと思います。

私は、宗教家の立場、とりわけ仏教の立場から社会を見ております。それぞれ職業的な立場と言うものは、生涯ぬぐい去ることはできないわけです。靴を磨くのを職業としておられる方は、靴の減り方でその人の人格を窺い知ることができます。歯科医ならば、患者さんの口の中から人生をご覧になる。虫歯だらけの子供が泣きながら連れてこられますと、どうしてここまで放っておいたのかと、思わず親の顔を見る。小さい頃からよく矯正してある子供を診ますと、やはり親の心が伝わってくる。

ことほどさように職業から社会を見ることは、いかなる分野でもあります。つまりほとんどの職業は、社会と密接に関連しておりますから、そこから発想できるわけです。しかし、異文化との接触は、単なる職業的な直感ではなく、きちんとした医療従事者の物差しが必要になってまいります。

精神・宗教教育の重要性

さて、人間は、何をどのように信じてきたのか。

私は、現代社会が「心の空洞化」を招いていることを心配しております。身近な例を挙げますと、文部省では、心の教育を主眼として二十一世紀の教育を改革しようとしております。もっと余裕のあるカリキュラムを組んで、自然と親しむように育てていこうではないか。週に二日の休みを作って、遊びの時間をもっととらせようではないかと、色々と出されております。同時に時間の余裕ができたら、勉強の遅れを取り戻すために塾通いが増えるのではないか、といった別の悩みも生じて来ております。

ある日、テレビを見ておりましたら、有馬文部大臣（当時）と中学生が対話をしておりました。受験や情操教育の問題も話し合われておりましたが、とりわけ興味深かったのは、道徳教育や学活の時間は、ほとんど学校の行事についやされて、授業になっていないと子供が指摘したことでした。こうした現実は、文部省も把握していなかったのではないかと思いますが、現場の先生が精神教育を重視していなければ、いかなる高邁な教育を目指していたとしても実現できません。先生は忙しい、授業以外にも色々なレポートをまとめなければならないとおっしゃる。レポートが先か授業が先か、こんなことは問題ではないはずです。レポートを簡略化して子供たちとの接触を図るのが先生であるべきなのです。

精神教育は、算数や国語のように点数では計れない。だから、どれくらいの成果が上がったかを知る楽しみもないかもしれませんが、その精神教育が一番大切なものだということを先生方ご自身が気づいておられません。

精神教育、あえて申しますならば、宗教教育の欠如は、非常に大きな問題であります。

いま、社会を騒がせております新・新興宗教の問題は、とりもなおさず宗教的な教育を受けてこなかった世代が、精神的に迷って陥る現象であります。

みなさんの中には、すでに宗教を持っておられる方もあろうかと思いますが、ほとんどの人は、自分の宗教を持っておりません。無宗教です。神や仏を信じないという方もあります。だから自分は無神論者だといってはばからない。神や仏を知ろうと努力した結果、この世に神や仏は存在しないという結論に達した、というのであれば無神論者といえますが、門前にも立たないで、最初から無いものだという人は無知であって、これにあてる言葉はありません。強いていうなら無知論者といえるかもしれません。無知は罪悪だといった人がおりますけれども、新・新興宗教は、おおむね無知な人を選んで洗脳します。まったく宗教について知らなかった人は、真っ白な紙にインクを垂らしたように染まっていきます。その教えが正しかったら良いのですが、間違ったものでしたら、取り返しの付かない事態を招きます。ファックスか何かで、お金、お金とむしり取られる。そうなってからでは遅いですから、とにかく自分の物差しを持つことが第一であります。

だから異文化との接触と宗教的免疫を高める二つの意味で、精神・宗教教育が必要となってくる。宗教は、必ずしも仏教とは限りません。正しい教えであれば、きちんとした対応ができますから、そのための精神教育・宗教教育が重要になってくるのです。

生活と密着して発達した宗教

人類の先祖の一つであるクロマニヨン人は、どうやら宗教らしきものを持っていたといいます。彼らのお墓から、草花の花粉が発見されまして、そこに死者を埋葬する儀式の発生を見るのです。また一方、彼らが住んでいた洞窟には、明らかにお祭りの道具に使ったか、それとも信仰の対象ないしは象徴として祀ったと思われる熊の頭骨が発見されていることなどから、宗教の始まりだとされているのです。

つまり人の死という現実と、そこに霊的なものを想像する信念とが誕生したわけです。また、熊というおそらく人類が最初に遭遇したであろう獰猛な動物に対する力への憧れと、同時に生活していく上で貴重な食料ともなる動物に対する感謝の念とが混在しているからであろうと想像されます。北海道のアイヌ民族が熊を神と崇めているのは、その一つです。崇めて神格化するかと思えば、これを食料としているのですから、食用にするのをタブーにしているのではないわけです。

ここに、信仰と生活とが、密着している現象を見ることができます。

カール・マルクスは、「宗教は毒である」と言ったそうですが、六、七年前、ハバロフスク医科大学へ講義に参りましたとき、市内にある立派なロシア正教の協会を訪問しました。一九一七年のロシア革命の後、かなりの教会が打ち壊しに遭いましたが、ついにすべてを壊すことができませんでした。革命が成功してからも、第一次世界大戦は続いておりました。国内でも革命軍と反革命軍とが戦っておりましたから、どうしても犠牲者がでる。死んでしまえば、人間なんて何の役にも立たないのだから放っておけと、ソヴィエト政府が考えたとしても、やっぱり、戦争で亡くなった夫や息子の昇天を願って、みんなは教会へ行くのです。教会がなければ、不満が爆発して政権維持にも差し障りがでますから、心の糧となった教会を廃絶させられなかったわけです。ここでも生活との密着した現実を見ることができるのです。

原始宗教の三つの概念

では、どういうところから今日の宗教は始まったのでしょうか。

古代のインドやギリシャ、ローマ、エジプト、日本の神話に見られますように、古代文明では、太陽とか雷、雨とか大地といった自然現象に対する信仰が中心でした。これは、明らかに自然に対する尊敬と畏怖とが混じり合った形の信仰でありましょう。しかも明らかに経験と理性の所産です。こうした原始的な経験から、さらに認識を理性的に深めて、宗教化していったのです。

原始宗教の概念を分類してみますと、大きく三つの考え方があります。

一つは、アニミズムです。生物、無生物を問わずあらゆる物体や現象に生命があり、精神や霊魂が宿っているという思考法であります。また、神や永遠の生命に対する願望もそれに入ります。超自然的な力の存在を信じ、訴え願うものとも言えるわけです。

二つ目の概念は、アニマティズムです。生命のあるものは生命のあるものとして認めるものの、未開人は、自然に対して人間的な精霊観念を持つのではなく、むしろ非人間的な、非日常的に起きる奇異とか恐怖といったものを「神聖化」する。時には特別なものとして祀り、タブー視して儀礼を行うものだといいます。つまりは、神聖な森があったとすれば、そこに足を踏み入れますと生きては帰れないという畏敬の念が生じます。そこには侵してはならない神があり、それに対する恐怖が、信仰の対象となるのです。

三つ目の概念は、人が自分の周囲にある宇宙に、重大な何かがあるといった憧れがあり、それを求めて信仰するというものです。生活の価値、すなわち成功、幸福、不死、延命といった人間本来の欲求を実現するためであり、それを恒久的に維持する手段が宗教だとしております。お金が欲しい、ならば弁天さまにお参りする。長生きがしたければ、延命地蔵尊にお願いするといった実生活の利益を追求する信仰の形を言います。

これが原始宗教の概念であります。生活に密着し、そこに想像を働かせるのです。

しかし、文明が高度に発達し始めますと、文字通り人々の考えの中心となる教え、すなわち思想、哲学となってきます。それぞれの人種・習慣・文化などによって異なりが生じますが、大きく分けますと、西洋哲学と東洋哲学との違いがあります。西洋と東洋の哲学の根本的な考え方の相違は、一口で申しますならば、西洋の思想はものごとを細かく分析して、極小に向かいます。東洋は宇宙的な規模に拡大して、全体として見る。西洋では、細菌学が非常に発達しました。東洋では、食べる薬と言われる薬膳料理や健康のための鍛錬法が発達しました。お茶に至っては、薬として使っていたのが、茶の湯の作法まで生まれて文化にまでなって、自然を賞味するという世界に到達しました。

この東西の巨大な文化圏、哲学圏を見ましても、決定的な違いがあります。ですから、この世に絶対という教え、どこにあっても不変の思想・真理というのは、なかなか見つけにくいのです。一神教の立場をとるユダヤ教やキリスト教、回教などでは、他の神の存在を許さない唯一神です。ところが、インドや日本の神道、中国の道教では、神という動かしがたい絶対不変の存在が、あらゆる所、あらゆるもの、あらゆる現象に存在すると考えております。このような実状を見ますと、世界共通の絶対的真理が存在しにくい。細かく言えば、仏教にしても、中心とする教典の違いによっても解釈が異なってきます。とはいえ日本人は、意識するしないにかかわらず、仏教の影響を受けておりますから、生命観に関しても仏教を中心にしていることは確かなのです。

「この身を仏と成す」という意味

わたくしは、弘法大師の開かれました高野山真言宗に身をおく者です。真言宗は、まず真言密教という言葉でおわかりのように、神秘主義であります。

お大師さまは、『弁顕密二教論』という著書の中で、密教の特徴を四点ほど挙げられております。この「顕密」といいますのは、顕教と密教の略称です。この世に顕れた人、お釈迦さまが説かれた教えということで顕れた人の教え、すなわち顕教といいます。これに対して法に説かれた奥を探っていきますと、大日如来という仏様に行き当たる。その仏様の教えは、奥が深くて分からない。隠された教えという意味と、本来、人間はその仏様の子として生まれながら、そのことを知らない。隠れてしまっているから、という二つの意味から、秘密の教え、密教というのです。ですから、密教のほかはみな顕教になるわけです。

お大師さまが中国から密教を学んでこられるまで、顕教というのは三論、華厳、法相、律宗といった奈良南都六宗の教えはありましたが、まだ浄土宗とか禅宗といった教派は無かった時代です。しかも、密教の原型のような教えもありましたから、真言密教はこのような優れた特徴があるのだと、顕教と密教を比較考証されたわけです。詳しいことは申しませんが、その最初に挙げられましたのが「即身成仏」で、密教の神秘主義たることを述べられたのであります。

文字通り、「この身を仏と成す」という意味です。我々を取り巻く大宇宙マクロコスモスと、私たちの肉体であるミクロコスモスとが、一体である。宇宙と肉体とが本質的に一つである、ということを体験的に直観するわけです。理屈ではなく、体験的な直観によって知ることです。

この考え方は、インドのバラモン教や一般の仏教にもあるわけですが、特に、この部分を強調したのが密教であります。それを直感するために、山にこもって厳しい行をしたり、火を焚いて護摩行をしたり、また求聞持法などの激しい行をするわけです。お大師さまは、中国から帰られまして高野山を開山されるときには、周囲の神々に祈りを捧げて聖地とされます。このことは、密教というものが、大日如来を中心に拝みますけれども、山の神、地の神、氏神といった諸神諸仏を否定するものではなく、それらも包含した総合的な信仰に立っていることを表しています。

とにかく密教は、とりもなおさず神秘主義であります。

この神秘主義の対極にあるのが合理主義です。ところが、非合理主義が神秘主義かと申しますと、そうではありません。非合理主義というのは、何ら因果関係もなく出現するものをいうのであって、神とか仏というプロセスを排除しているところが異なってくる。従って、宗教における神秘主義と非合理性とは、きちんと分けて考えなければならないのです。

輪廻は善行の勧め、助け合いの奨励

さて、合理主義といいますのは、認識論からいいますと、理性的に科学したうえに認識するという近代ヨーロッパに起きたデカルト以来の思考法です。ヘーゲルは、これを主観と客観、そして真理といった三段階の方法論をうち立てました。主観というのは、私が今考えていること、ないしは憶測すること、つまりは命題でありますが、これを客観的に見るということは、国家観とか社会倫理、道徳的思考、人倫的思考に照らし合わせてみるわけです。そうして、最後に絶対的精神を導き出すという方法なのです。これが充足されたとき、すべての真理が合理性を持つというものです。

ここでは、超自然的なものとか理論構成の難しい直感といったものは、排除されてしまうのです。

密教は、そうした超自然主義、直観主義、つまり奇跡とか予言といった超自然的なものを含めた教えともいうべきものですが、これは西洋のキリスト教にもあるわけです。しかし、キリスト教的な神秘主義とも違っています。

キリスト教的神秘主義は、神という絶対者があり、その神によってもたらされる超自然的なもの、神の業による奇跡が出現するというものです。

ところが、密教における神秘主義は、もともと人間が仏であるという、先程申し上げました大宇宙とこの肉体とが本質的に一つであるという根本思想がありますから、人が神秘を行う。人が超自然的な所業を行うことになります。これが仏教における生命観に結びついていくことになるわけです。

そこでまず、キリスト教に見る人間をご説明いたしますと、神という絶対者があり、その神によって人間が作られます。これがアダムとイヴですが、作られたときは、まだ神の世界にあって永久不変の苦のない世界、極楽世界である神の国に住んでいるわけです。神様と同じ格好をして年も取りません。永遠の生命が与えられているのであります。二人のために畑や果樹園、そこで必要となる動物や植物も作られまして、何不自由なく暮らしております。

ここには生活の価値の欲求と実現が見られますが、そこから発展して永遠の生命を失う、死と苦労をになうことから、キリスト教の教義は始まるのです。

アダムとイヴは、智慧の実を食べたことによって、あらゆる欲望を持ち、死ぬようにもなる。死は神がもたらしたものだというのです。旧約聖書の冒頭に出てまいります創世記がそれですが、こうして人間は、あらゆる欲望の虜になって人間界に限りある命を生きることになるわけです。死を迎えますと肉体は大地に、魂は神のもとに帰ってまいります。そして、復活があります。

キリストは、十字架の上で死に、神の恵みによって三日目に復活いたします。その復活を願うのがキリスト教であります。生まれる前の世界は、キリスト教の概念にはありません。神を祝福して恵みを受ける。そうすれば復活があるという教えです。

仏教では、どのように見ているかといいますと、「生死一如」、生まれることも死ぬことも一緒だと考えています。長い過去から現在、そして長い未来にかけて生命は持続すると考えていますから、現在という短い時間は、現世の仮の姿であって永遠の生命ではないわけです。したがって、生命の誕生は死への序章であって、すべての始まりではなく、逆にまた、死は誕生の入り口であって、すべての終わりではない、という「輪廻」の思想に結びつくのであります。

生死をとり上げましても、これだけの違いがあるわけです。

そこでまず、「輪廻」についてお話ししておきましょう。

「輪廻」は、サンスクリット語で「サンサーラ」といい、これを「流転」とか「生死」と訳しております。これは古代ギリシャ哲学にもありまして、紀元前六〜五世紀にかけてピタゴラスやプラトンなどオルフェウス派と呼ばれる哲学者は、霊魂は天上界にあって不滅である。しかし、罪を負ったために地の要素である肉体の中に誕生させられ、人間界のみならず、動物界や植物界、時には無機質界にも生まれ、前世から来世へと流転して止むことがないと唱えております。

　正しい行いをした者は、救われて天上界に昇り、悪行を成した者は地獄の泥沼に落ちる。これは仏教にもある地獄の思想でありますが、とにかく古代ギリシャでも、因果応報の考え方がありました。「因果」と言いますのは、原因と結果のことで、それによって来世が決まるという考え方です。

　ところが古代インドでは、古代ギリシャよりも古く、紀元前八〜七世紀の頃のウパニシャッド哲学に現れていて、善悪の行為に従って天国と地獄の世界を流転するというのです。それを仏教も受け継いでいます。

　それによりますと、霊魂は、地獄、餓鬼、畜生、修羅、人間、天の六道を輪廻する。何によって左右されるかといえば、「煩悩」と「業」によってなされる。「業」というのは、サンスクリット語で「カルマン」といいますが、人間のある行為は、その時に終了するのではなく、次の結果を生み出す余力を潜在させているると見るのです。

　オウム真理教では、この「カルマン」から解脱するために、全ての財産を教団に投げ出して自らを救えと教えていたようですが、これはまことに勝手なカルマンの解釈でありまして、教団に財産をだすことが善行ではありません。

宗教は、すべて救いが根本にありますが、そのためにする善行は、社会一般の人々のためにする。そこには教団の財力を助けるのではなく、衆生、すなわち一般の人々から大地や草木に至るすべての助け合いの精神がなければならないのです。

生前に善い行いをなした者は、より高い世界に、悪行を重ねた者には低い世界に生まれかわるという一種の自業自得、因果応報の関係があります。とりわけ地獄、餓鬼、畜生、修羅の四つを「四悪道」ないしは「四悪趣」といいまして、ここに落ちますと、軽い罪でも、一兆五千二百億年という限りない責め苦にあう。気の遠くなるような長い間、救われないのです。

この輪廻思想は、古代エジプトにもありまして、生前に悪行を重ねた者は、地獄に落ちるのです。しかし、古代エジプトと仏教の違いは、仏教がこの「輪廻」の輪から解脱、すなわち地獄、餓鬼、畜生といった六道をめぐる輪廻の輪から抜け出して、仏の世界、永遠の幸せな世界に赴くことを念願している。「六道」にいわれる天界は、仏の世界である天上界とは、あきらかに違いまして、長い長寿を保証されますが、生命には限界があります。天上界は、仏国土ともいいまして、ここには無限の生命と、病気や欲望といった苦とは無縁の仏様の世界をいいます。

これに対して、古代エジプトの輪廻思想は、我が身の再生、再び現世に人間として生まれてくることに重点が置かれています。

いずれにしましても、「輪廻」は、来世信仰の形をとりながら、現世における善行の勧め、助け合いを奨励するという現世極楽思想の変形とみるべきでありましょう。

お釈迦さまは、この「輪廻」の輪から脱出する方法として仏教を説かれます。しかしながら、最初に「輪廻」があったわけではないのです。では、一体、お釈迦さまは、何を信じ、何を求めて出家なさったかであります。

縁起説の普遍性

人の行動には、必ず動機があります。その動機の結果に得るものが道であります。お釈迦さまの場合は、仏の道、仏道と呼んでおります。

お釈迦さまは、インド北部のルンビニーでお生まれになりますが、紀元前五六〇年ほどにお生まれになり、四八〇年頃に涅槃に入られたという説を日本ではとっております。ご承知のように、お釈迦さまは、ゴータマ・シッダールタというのがご本名でありますが、釈迦国の王子としてお生まれになり、王家をつげば世界を統一する王になられるであろう。当時、インド各地には十六の王国があったそうですが、釈迦国は、大国コーサラ国に支配され、隷属した国でした。その国が、お釈迦さまの誕生によって世界を統一する王国になれると予言者は言ったのです。ところがもし、出家をすれば世界を救済する仏陀となられるであろうと。お釈迦さまは、王家を継がずに出家の道を選ばれました。二十九歳のときに妻と王子を残して出家なさいます。

そこで問題は、一体、紀元前六世紀末に何があったかです。
お釈迦さまは、若い頃、お城を出ますと、病気に苦しんでいる人や、肉親との別れを悲しんでいる人、道を求めて修行をしている僧侶に会ったりいたします。これを「四門出遊」といいまして、東西南北の城の出口から出て世の中のありさまをご覧になる。こうした悩み苦しんでいる人を救うには、どうしたら良いかと悩まれたのです。

これは説話ですから、本当に四つの城門から出られて、これら悩める人々とめぐり合われたかどうかは分かりません。しかしながら、いつの時代にも悩み多いのが人間ですから、出家の動機として理解してさしつかえありません。

多感な青年の頃、誰もが世の悲しみ、苦しみをどうしたらよいかと正面から悩むわけですが、大抵の人は、世の中の垢や埃にまみれますとどうでもよくなってしまいます。

おそらく誰もが目標に向かって努力をしているときには、そうした真摯な動機があったでしょう。志を立てるときは、純粋なものです。ところが、成長するに従って初期の夢は、消え去ってしまいます。まして、すべてのものを捨てまで、世のため、人のためを思い続けることは困難であります。

初心忘るべからず、といいますが、お釈迦さまは、その初心を貫こうと、王家の世継ぎが生まれますと、夜、ひそかに城を抜け出して出家なさいます。

インドは、すでに一千年の長きにわたって正統バラモン教社会が続いていました。ところが、社会の最高位にありましたブラーフマナは、腐敗して乱れきっております。その原因といたしまして、新興勢力、たとえばカーストの二番目に位置しますクシャトリア、つまり王族や武士階級が勢力を持ったり、三番目にありますヴァイシャ、すなわち庶民であります商人たちが財力を蓄えまして、国を動かしております。お釈迦さまは、最高位のブラーフマナでありましたが、そのブラーフマナが国王に媚びへつらい、商人に寄生して富を蓄えることに執念をもやしているというありさまです。旧勢力が衰え、新興勢力が台頭する弱肉強食の時代だったのです。

お釈迦さまは、これらの腐敗、堕落の被害にあっている人たちを何とか救いあげなければならないと考えられたのです。どうしたら、このような醜い社会を救うことが出来るか。この高邁、かつ至難の道を求めて全国をお回りになります。しかし、優れた修行者を求めて教えを乞いますが、どれも満足のいくものではなかった。そこで、苦行林という修行者がいる山に入って苦行をされます。あまりにも厳しい修行をされますので、周囲にいた修行者たちが、お釈迦さまについて行を始める。

六年の苦行をされましたが、まだ真理には到達しておりません。お釈迦さまは、どうも苦しいことばかりをしていると、恐怖が先立って本当の行になっていないのではないかと疑問をもたれます。そうして行をしておられました山から里におりられ、川で身をすすぎ、里の女性から牛乳の粥をいただいて菩提樹の下で瞑想に入られます。お釈迦さまについてきた五人の弟子は、女性からもらった温かい粥をすする師匠をみて堕落してしまったと思って、再び修行者たちのいるベナレスに去っていったのです。

そこでお釈迦さまは、三・七の二十一日目にして覚りを開かれて仏陀となられるのです。その覚りとは、「四諦八正道」であります。一つの言葉のようですが、これは「四諦」と「八正道」とが合成されたものです。

「四諦」というのは、四つの真理という意味ですが、それは「苦集滅道」です。苦が集まり滅する道と書きます。人生とは何か。「苦集滅道である」と、四つの真理を会得されます。では、「苦集滅道」とは何か。人生はまず「苦」である。これを「苦諦」と言います。この世は苦だという真理です。その苦の原因は「集諦」である。いろいろな因果があって苦が生ずる。そして苦を克服する「滅諦」、それを覚る真理が「道諦」である、とおっしゃる。これだけではよく分かりません。

一つずつ説明する必要があろうかと思われますが、紙数もあまりありませんから、例え話で申しましょう。苦の一つであります病気を例に取りましょう。お医者さんの前に行きますと、まず病名が診断されます。原因が分かれば、その治療薬を調合していただきます。しかし、そのままですと再発いたしますから、健康管理を詳しく説明してあげて、再発を防止する処置がとられます。「苦集滅道」ということは、四つの真理ではなく、ひとつなのです。当たり前なことが、なぜ真理かと疑問をもたれるでしょう。

お釈迦さまは、あらゆる苦というものは、原因が分かれば、必ず解決法があり、それを予防する処置もある。一生続く苦などは、あり得ないと説かれる。どのような悩みでも、解決しないものはないのだから、正しく解決する努力をせよ、というわけです。

これは、多くの因縁が集まって現象が起きるという、古代インドにありました「縁起説」を分かりやすく説いたもので、お釈迦さまのオリジナルではありません。では、陳腐なものかといいますと、それが普遍的な真理の再発見なのです。

第二の天性をひきだすには

私たちは、いかなる原因や理由によって堕落し、苦労を背負い込むのか、その原因を取り除いて理想に近づく手だてを知るならば、理想に到達できる。これは、今日の自然科学でも同じことが言えるのです。自然現象の変化は、因果の法則を正しく知っているならば、その方法を正しく行うことによって、必ず正しい結果が得られます。すなわち「苦集滅道」の最後にあります「道諦」こそ、正しい結果なのです。

それにはまず、因果の法則すなわち「集諦」を明らかにする必要があります。ここに「無常観」と「無我観」を考えておかなければなりません。

この世は、時間と空間のある世界であります。そして、この世界は、「諸行無常」すなわち、常に止まることのない世界で、万物が常に変化しております。

皆さんの肉体は、新陳代謝をしながら刻一刻と変化しております。川の流れのように例えられることがありますが、万物が変化をすることを「無常」というう。しかし、それが自分の肉体だけ、つまり周囲の影響もなしに起きているかと言いますと、そうではないわけです。空気を吸い、食事をとって変化をします。太陽に当たれば、紫外線によっても変化します。鉄も酸化します。水分が多ければ、酸化の速度も早まります。川の流れにいたしましても、岩があれば乱れ、砂地であればスムーズに流れます。

これが「諸行無常」なのです。

自分だけが独立して存在すると考えますと、この「無常観」は分かりません。周囲に相手や物があるから変化します。恋愛をするにしても相手が必要です。相手がいれば、その影響を受けて、その人の性格も変わるわけであります。

医師の方々は、病院やご自分の診療所で、患者さんを治療しています。看板を掛けているからお医者さんではなく、患者さんが来るからお医者さんなのです。誰も来なければ普通の暇人なのです。

患者さんが来て治療をされます。その治療の技術や知識は、どうして学ばれたのかと考えますと、大学に教えて下さる先生方がおられたから、今がある。大学の先生が使っておられる教科書を見れば、長年研究された先人の知恵がそこにあり、先人は、多くの患者さんや実験動物で試した結果によって医学書をまとめることが出来る。そのためには、数多くの犠牲と成功とがあり、その結果にもたらされる貴重なものです。データを集めるには、研究助手ばかりではなく、電話や郵便を職業としておられる方々の手を借りなければなりません。こうして学んだ学問を、医師の方が患者さんに応用されますと、患者さんも変わることになるわけです。

これも「縁起説」の一連の考え方なのです。すべてのものが、他に依存して時間的にも空間的にも、他のものとの関係を緊密に持つことによって成立しております。

このことを仏教では、「諸法無我」といいます。この場合の「法」といいますのは「もの」とか「現象」のことです。「無我」といいますのは、自分という存在は、固定したものではなく常に変化する。絶対不変、絶対的存在ではない、ということです。人は誰も「諸法無我」なのです。昨日の自分と、明日の自分とでは、明らかに違っております。肉体的ばかりではなく、この文章を読んだだけでも、多少の変化が現れる。これが「諸法無我」です。

この考え方は、キリスト教のように絶対無二の神とは根本的に違っております。仏教では、絶対神とか唯一神といった永遠不変の存在を認めてはいないのです。仮にあったとしても、そのことは我々の苦楽とは無関係であって、堕落したり向上したりすることには結びつかない。そうでなければ、人間は、向上もしなければ堕落もしない固定的な存在となり、学問をしたり、汗水たらして働く必要もないのです。向上するからこそ、宗教が存在し、教育が成立するわけです。

これらの変化がどのようにして起きるかと言いますと、「十二縁起説」がありますが、詳しくはご説明をいたしませんが、どのような内容かを少し触れておきますと、正しい世界観、正しい人生観を知らないか、知っていても実行しない人は、誤った行為を行う。これらの誤った行為は、その場で消えるものではなく、記憶や習慣などによって残る。その残ったものが、また誤りを引き起こして悪弊を生む。しかし、実行するならば、良い習慣が身について、第二の天性をひきだすことになる、といった項目が十二か条あげられております。これが「苦集滅道」の中の「集諦」にあたります。

とにかくお釈迦さまは、「縁起説」を敷衍させまして、まず最初に「四諦」を説かれたのであります。永遠に続く苦悩はない。必ず正しく導けば解決される。

そこで次に「八正道」であります。八つの正しい道、ないしは八つの聖の道と二通りの書き方があります。

これが「苦集滅道」の最後の「道諦」に当たるわけです。

「道諦」にあたる修行の実践すべき徳目として八つの項目があげられております。簡単に申しますと、見解、決意、言葉、行為、生活、努力、思念、瞑想を正しく行うことであります。問題は、この正しいというのは何かです。色々と勉強をして知識をつちかい、その博識の中から一番正しいもの選ぶことを正しい見解だと思われる方もおありでしょう。ところがそうではないのです。この世は無常です。学んだ知識もまた、常に変化しております。過去の知識は、ひとまずおいて置いて、道理にかなっているかどうかを考えてみる。この「道理」というのは「四諦」にかかっているのです。

「苦集滅道」と簡単に申しましたが、要諦は「苦」にある。この世は「苦」だというお釈迦さまの命題は、「苦」から脱却する目的にあるわけです。周囲の人々との関係によって「苦」が生じる。自分一人がこの世に存在するのではないのです。だから「正しい」ということは、最終的には、聖なるものにまで高めなければならず、その末に導き出したものでなければならないのです。

このことは、後ほど「同悲」について触れますが、仏教は、最終的には解脱、つまり「輪廻」の輪から脱して天上界に行くことを求めていますが、だからといって現世を忘れているわけではないのです。むしろ、現世のために来世を説いているのであって、ひたすら来世に極楽を願望しているのではないのです。それは、来世のためといいながら、この世の誤りや悪行と言った因縁を、正しく導くように教えているのであります。

こうして「四諦」「八正道」を説かれましたお釈迦さまは、それから四十五年間布教につとめられ、八十歳の天寿を全うして涅槃に入られます。

弘法大師の修行と神秘体験

それから一千年ほどがたちまして密教が現れます。すでに原始仏教の中にありましたが、呪術を中心とした雑密という未分化なものでした。それが二、三百年のあいだに整理されて正純密教、これを単に密教と呼んでおりますが、とにかく密教の誕生にいたりました。

日本に仏教が伝来いたしますのが西暦五三八年となっております。やがて奈良に南都六宗ができ、東大寺や興福寺が隆盛を誇ります。ところが奈良に都を置きました平城京は、寺社の勢力が強くなりすぎて領地を拡大し、政治にも介入してまいります。そこで朝廷は、都を京都に落ちつけるまえに、近くの長岡京に移します。

その長岡京に、四国の香川県善通寺に誕生なさいましたお大師さまが上京されます。お大師さまは、讃岐地方の豪族佐伯氏のお生まれで、誕生が西暦の七七四年だといいますから、上京は西暦七八八年のことで、お大師さまはかぞえの十五歳であります。十八歳で大学の明経科に入学され、儒教、道教、仏教といった学問を学ばれますが途中で退学されます。

このまま学問を続けるならば、中央で高位高官が約束されております。それは、讃岐地方の豪族佐伯家にとっても喜ばしい出世コースを得たも同然だったわけです。それを中途退学されてしまった。

どうしてかということを、私たちは色々と想像するわけですが、当時の大学は、貴族の子弟が優先的に入学して、政府の要職にとりたてられます。貴族は、利益ばかりを追求して人々の救いを考えにいれていないわけです。これでは、貧しい人々は救われないと考えられる。地方の豪族とはいえ、貴族社会の一員ではありませんから、お大師さまには、ご自分のことよりも一般の人々の救いを念頭においておられた。

ちょうど、お釈迦さまが、城門から出て悩み苦しんでいる人々を見て出家をされたように、衆生を中心に見ますと、いかにも貴族社会は、栄耀栄華におぼれている。これを何とか救わなければならないとお考えになります。

悩んでおられたお大師さまは、一沙門に巡り合われます。その出家者から、虚空蔵求聞持法を授かります。「求聞持法」といいますのは、智慧の菩薩といわれております虚空蔵菩薩の真言を百万遍唱えますと、驚異的な智慧がいただけるという法であります。これは、密教では、護摩法と並んで大切な行法でありますが、それを授かりまして、徳島の大滝岳で行をし、高知の室戸岬で瞑想し、愛媛の石鎚山で研鑽されます。大滝岳で虚空蔵菩薩の持っておられる剣がとんできまして霊験を示される。室戸岬では、虚空蔵菩薩の象徴とされます明けの明星が口に入ってきて、いよいよ仏さまの力を体験される。

これはどういうことかと、大学で学んでこられたお大師さまは、その神秘体験を証明する根拠を求めて、本格的に出家の準備をされます。二十歳のとき、三論宗の勤操という僧侶によって剃髪して、二十二歳のときに東大寺で出家者が守る戒律を受け、空海と名乗って出家されます。そうして、出家の宣言ともいえる『三教指帰』を執筆なさる。儒教と道教、そして仏教の三つの教えを比較検討した結果、この世を救うには仏教の教えのほかは無い、という結論に達せられて書かれた日本最初の小説であります。

それにつけても、ご自身が行をしているときに直感した神秘体験は、一体どういうことなのかと、さらに研鑽が続くわけです。

密教は、実践、すなわち神秘体験と、その理論の二つから成っております。人々に教え伝えるためには、実践と理論を知らなければならない、ということで、研究を始められる。そこに大和の国久米寺で「大日経」と出会われる。この『大日経』は、密教の一方の大切な教典でありますが、当時の日本では、これを教える人がおりません。三十一歳のとき、遣唐使船にのって中国に留学されるのです。その地で恵果和尚との出会いがあり、やっと理論を学んでこられますが、そこの所は省略いたします。

医師に求められる「同悲」の心

密教は、曼陀羅信仰だといっても過言ではありません。大日如来を中心として諸仏、諸菩薩、眷属、畜生と、あらゆる階層の仏さまたちが描かれております。密教の寺には、右に「胎蔵界」、左に「金剛界」の二つの曼陀羅が並んでおります。

「胎蔵界」は、『大日経』にもとづいており、宇宙に存在するものは、すべて大日如来の胎内にあって、大日如来と同一体である。従って衆生が本来持っている菩提心や理性が修行によって長養される。つまり、己の中にある仏性を求めて行をすれば、その真理に到達できる。これは、「理」すなわち「物質」を表しております。

他方の「金剛界」の曼陀羅は『金剛頂経』を中心にしており、大日如来の「智慧」の方面からアプローチした部門です。この「智慧」は、あらゆる煩悩から自由になれる力がある。つまりこの「智慧」は、「精神」を表しております。

この「物質」と「精神」が一対となって日本の密教は成り立っているのです。これは、デカルトなどの西洋の二元論と同じ様相を呈しておりますが、実は、密教では、この二つが「一体」なのです。二つあっても一つだというのです。この肉体も心もすべて大日如来に集約されますから、二つに分けることが出来ないわけです。死んで肉体が滅びますと大地に、心は仏のもとにまいりますが、大地もまた大日如来でありますから、結局は、大日如来のもとに帰っていくのであります。

お大師さまのお作りになったと言われております「梵音」という御詠歌にこうあります。

「阿字の子が、阿字のふるさとたちいでて
　またたちかえる　阿字のふるさと」

阿字といいますのは、大日如来を表しております。密教が中心仏として拝みますのが大日如来です。「阿字の子」といいますから、人間のことです。この世に生命をいただいて誕生いたします。そうして、また大日如来のもとに帰っていくという意味になりますが、そこに込められました意味は、もっと深いのです。この世に生まれますと、あらゆる煩悩に邪魔をされ、悩み苦しみ、自分が本来持っている仏性でさえ忘れている。行をして磨けば、その仏性に気がついて成仏できる、という意味がこめられているのです。仏教は、とりもなおさず「性善説」であります。買ったばかりの鏡は、鮮明な姿を写してくれます。ところが、これを放っておきますと垢が付き埃をかぶって曇ってまいります。それを磨けとおっしゃる。磨けば、また汚れのない鏡になる。つまり、冒頭で申しました「即身成仏」、この身を仏としなければならないのです。

そうすれば、どうなるのかといいますと、この宇宙と人間の生命は、すべからく大日如来に帰る。この宇宙は、「地・水・火・風・空・識」からなり、六つの要素として存在する。最初の五つ「地・水・火・風・空」は、この世の物体の存在を表し、最後の「識」が精神作用、ないしは精神そのものを表しております。

地は個体、人間でいうなら肉体です。水は血液のような液体。火は体温。風は動くもの。空はあらゆる空間です。これが物質世界です。これに精神作用の「識」を入れますと、宇宙は物質だけから成り立っているのではなく、それぞれに「心」があることを表すのです。人間は肉体という物質と、心があって一個の生物として存在する。花や動物もしかり。石や土にも「精神」作用がある。これらが干渉しあい、溶け込んで一体となる。即身成仏いたしますとこれら宇宙と合体できる。そして己が仏だと自覚するのです。

仏となった己は、これをどのように実践するかといいますと、「身・口・意」

すなわち、「肉体の働き」「言葉の働き」「心の働き」とでもってする。これは、皆さんがやがて患者さんを診るときにも必要な要素であります。宇宙と一体となって身体を使い、言葉をかけ、心をこめて治療を行います。そうしますと、救われたいと願う心に、救いたいという心は、たちどころに反応するわけです。

お医者さんが、救ってあげたいと願う心と患者さんの心とが反応しあう。医師と患者は、対面したとたんに信頼できる関係かどうかをかぎわけます。これは、ベテランのお医者さんが知らず知らずのうちに使っている心の交流法であります。どうすれば出来るかという方法論ではなく、その身からにじみ出る雰囲気のようなものです。

このように仏教は、救いが中心にあります。救いのないのは、宗教ではありません。

これらのお話には、常に「心」と言うキーワードが滞在しております。救いたいというのも心であれば、救われたいというのも心であります。再び人間として生まれたいというのも心であれば、苦のない仏さまの世界に生まれたいというのも心の所産であります。すべてが「心の作用」なのです。治療は、この「心」に訴えるものであって、単なる技術ではないのです。

密教では、「同悲」を教えます。同じ悲しみをいだくということです。私たちは、護摩を焚いて行をいたします。それは、即身成仏のためでありますが、同時に人の悲しみや悩みを自分のものとして感じるための行でもあるわけです。

医師が、患者をただのモノとして診るのではなく、同じ人として、しかも病苦を背負った悩める人だということを理解しながら診ることで、医療の目的の一端が達せられるのであります。治療をなさるのが医師の方の役目でありますが、患者さんの信頼、治りたいという意識を引き出すのも医師の役目であります。

私は、こういう「心の作用」を知っていただきたいのであります。人は思い考え、そして行動します。すべてが「心」の所産です。善意は善意として受け止められる。不正はしない、邪悪なことは考えない。そうすれば患者さんたちがこれに正しく応えてくれます。これだけは、信じるに足る心理といえます。

なぜならば、ここが最も肝心なところでありますが、「心」は大日如来だからであります。皆さんの心も大日如来であれば、患者さんの心も大日如来。通じ合わないはずがないのです。しかし、生身の人間でありますから、相手の苦痛をそのまま体験できない。自分の悩みも相手に伝えることが出来ませんから、常に同じ思いをいだくように努めなければならないのであります。

万物が仏であるという仏教は、相手を祈り、自分も祈る姿にこそ「同悲」の教えがあるということであります。

第二章　現代コミュニケーションと医療

弘法大師が遺したコミュニケーションの思想

現代はコミュニケーションの時代だと言われます。

新聞やテレビなどのマスコミから、小さなグループ内のミニコミなどのメディア、そして人と人との直接のふれあいによって、私たちは社会を作っています。心と心とをつなぐ手段は、何といっても言葉であり、文字であります。

しかし、言葉や文字というものだけでは、伝えたいもののすべてを伝えられるわけではありません。そこには込められた感情があり、熱意や失意、あるいはメッセージを読みとって、コミュニケーションは成り立つのです。つい先頃まで、文字は紙や布に書いてありました。古代では、竹や木、あるいは石に刻むこともありました。しかし、現代はワープロやパソコンという「新しい紙」が登場して、コミュニケーションの世界は別世界のようになりました。テレビ画面で文字を伝えることもできます。

マルチメディアといいますが、文字を「書く」のではなく「打つ」という作業がなかなか馴染めません。若い人たちは、小さなパソコンを使いこなして、自動車の中でも街角でも「打って」コミュニケーションを図っています。近い将来には、紙に書くという伝達手段は、書道などの趣味の世界になってしまうのかと思ったりもしています。

弘法大師は、千年以上も昔に、このコミュニケーションというものを考えておられました。お大師さまは、まるでこのような時代の風景を見通しておられたように、文字と言葉の世界を大きく捉えて、私たちに残して下さいました。お大師さまの著作『声字実相義』は、実は真実のコミュニケーションとは何かを、私たちに教えて下さっているのです。

コミュニケーションの手段としての文字と言葉の表現は、様々な種類があるが、しかし真実の文字とは、御仏のメッセージである「声字」なのだ、と。

言葉と文字とは切り離すことが出来ないものです。私たちの感覚を磨いてゆくと、御仏の言葉と文字とを読みとることが出来るようになって、御仏と生命のコミュニケーションが成り立つのだと、お大師さまは教えます。

私たちに真理を語りかけている御仏も、実はその言葉を伝える文字を持っておられるのだから、その文字を学べば、御仏とのコミュニケーションがより深くなると、お大師さまは教えて下さるのです。教えに従って、私たちに備わっている感覚を大切に磨いていけば、御仏の言葉が私たちに文字となって伝わってきます。本当の言葉を知るようになると、私たちは迷ったり苦しんだりしている日々から、救われるのです。

外国で病気になったとき、言葉が分からなければ医師に診断してもらうことが出来ません。身振り手振りで少しは苦しみを伝えられましょうが、文字を知っておれば、相手が書いたものを読んでこれだと指して、正しい診断を得ることが出来ます。

御仏の文字を覚えれば、人々は苦しみの診断を正確に受け止めて、癒すことが出来るのだと、お大師さまはこの書を残されました。

この『声字実相義』の中でお大師さまは、「音に響きあり」と、申されました。響きこそ、私たちに宇宙からのメッセージを伝えてくるものでありましょう。光の響き、波の響き、あらゆる響きが宇宙にこだましてオーケストラを奏で、私たちの生命が輝くのです。

まずはお大師さまの教えです。

「一つには叙意、二つには釈明大義、三つには問答」

「この書は、第一に大意を述べる部分、第二に論議を解釈し、その意味内容を説明する部分、第三に質疑応答する部分からなる」

現代の言葉に直しますと、こうなります。(訳は筑摩書房刊『弘法大師空海全集第二巻』松本照敬訳注を参考としています)

ところが、最初の説明と違って、問答の段など無い部分もあるので、『声字実相義』は未完成の書ともいわれています。

お大師さまは、難しい教えを説くときには、必ず総論をまず述べて各論に入りました。現代論文と同じような構成なので、分かりやすいものです。『声字実相義』を巡ってのお話では、私はお大師さまのお考えのあとを出来るだけ忠実に辿りたいと願って、なるべくお大師さまの文章に沿いながら進めたいと思っていますから、総論と各論と時に重複する内容になっているかもしれません。

お大師さまは書き出します。

「それ如来の説法は、必ず文字に籍る」

そもそも、如来が真理を説くのは、必ず文字に依っている。

お大師さまの教えは簡潔です。

如来とは、大日如来のこと、密教が宇宙の根元とし、私たち生命の全ての源であると教える「法身」です。

如来は、いつも生命というものについて、宇宙の理について説いています。その教えによって、私たちは息づき、この世での生命を全うして、生死を繰り返しているのです。如来のメッセージをどう受け止めて生きるかという姿勢によって、私たちは元気になったり、苦しんだりしています。

それでは、御仏は文字を何に書いて、私たちに伝えようとしているのでしょうか。

文字というものは、紙に筆で書くばかりのことではないのですが、パソコンが登場してなお、紙に書いたり、石に刻んだりするという、その思いこみを放せずにいるのが、現代の私たちです。

まして、平安時代の人たちが、文字とは感覚に書かれるのだと言われても、理解するのはなかなか難しかったことでしょう。

しかも、当時の日本人の多くは、文字を読むことができなかったはずです。お大師さまが書いたものを読むことができたのは、一部の学僧でしたが、彼らとて中国から入ってきた漢字とこれを元にした仮名とを知っていたに過ぎません。教典にはサンスクリット語もありましたが、これをマスターしていた人はごくごく一部のことでした。

お大師さまと同じように唐へ渡った人たちは、世界にはたくさんの文字があることを知っていました。しかし、そのような知識人たちは朝廷のごく一部ですから、日本の文字の世界は随分狭いものだったと思います。

日本の文字しか知らない人たちが、しかしお大師さまの教えによって、文字の持つ不思議な力を知ったのです。

『声字実相義』を読み進むと、文字や言葉に対するイメージが、ダイナミックに変わります。私たちが思いこんでいる文字や言葉の意味というものは、実はずいぶん狭い解釈なのだ、と思いいたるのです。

お大師さまは、おそらく千年、あるいはもっと先の私たちを超える時代までも見越して教えを残しておられるのだと、私は『声字実相義』を読み返しながら感じました。

さて、それでは御仏は文字をどんなところに書いて、私たち衆生に示しておられるというのでしょうか。

「文字の所在は、六塵その体なり。

六塵の本は、法仏の三密則ちこれなり。平等の三密は、法界に遍じて浄業なり」

六塵とは、見えるもの・聞こえるもの・嗅ぐことができるもの・味わえるもの・触れることができるもの・考えられるものをいいます。

御仏の文字は「六塵」に書いてある。お大師さまはそう言っておられます。

私たちの感覚そのものが、文字である。そう教えて下さるのです。

文字とは、ただ自分の考えを書いて伝えるだけのものではない、もっと深いものが込められているコミュニケーションの手段なのだと、お大師さまは語ります。

文字に秘められた不思議な力

人類が文字を持ったのはいつのことでしょうか。歴史に残るものは、エジプトやメソポタミアの象形文字や、亀甲文字、そして中国の甲骨文字です。埋もれてしまった文字もきっとあることでしょう。

中国の甲骨文字は、これは神との対話のために作り出されたものでした。亀の甲羅や動物の骨を使って神意を占うための文字、それが漢字の始まりとか。文字を知る者は、神との対話を許されたエリートだったのです。

日本にも、ホツマタエという古代文字がありました。詳しいことは知りませんが、これもきっとシャーマニズムと深い関係があるのだと思います。文字には霊力があると、古代人は考えていたのです。

しかし、やがて神との対話の時代は去っていき、人間は様々な文字を使って意志を伝え合うようになりましたが、それはあくまでも「人と人とのコミュニケーション」に使うものだったのです。

お大師さまが、「文字は六塵にあり」と言っておられるのは、古代からおそらくは密かに伝えられてきた文字というものの不思議な力を学んだためでありましょう。

それは、密教の奥義でもありました。

文字とは、突き詰めれば宇宙の真理を語るためにある、ということができましょう。

文字と言葉とは、感覚の再現のために使うものであります。自分が知ったことを他の人に伝えたい、感動を伝えたい、喜びを伝えたい、悲しみを、苦しみを伝えたい、あるいは危険を、やるべきことを、自分の脳細胞と同じものを相手に伝えたいから、文字と言葉が生まれたのです。

「平等の三密は、法界に遍じて浄恒なり。五知四身は、十界に具して欠けたることなし」

私たちの感覚の元は、御仏の三つの神秘的な働きにほかならない。三密とは、身口意です。この御仏の働きは、生きとし生けるものすべてが存在する世界に満ち、永遠のものである。

御仏の五つの智慧と四種の体とは、どんな世界にも備わっていて、欠けるということはない。お大師さまは、そう説いておられます。

御仏は、ご自身が持っている生命の力を再現するために、文字を使うのです。そのメッセージは、御仏と同じ生命が備わっている生きとし生けるものすべてに伝わるはずのものなのです。御仏の文字は、生命のあるところに、遍く存在して、いつでも読みとれるものなのだよ、と。

これを読みとれるか、どうか。読みとれるものを仏と呼び、目の前に書かれている文字を読めずに迷っているものを衆生と呼ぶのだそうです。

この世に生きていることは、迷いの中にあるということです。私たちは、一寸先のことも分からずに日々生きています。分かっていたら、かえってつまらなかったり、怖かったりで生きるのが難しい。知らないから生きていられるのだと誰もが言います。

しかし、よく考えてみれば、闇の中を手探りで歩いているのと同じこと。様々な欲望をもって生きているために本当のことが見えない、暗闇を進んでいるような状態で、この世を旅しています。

そのような、迷える者たちのために、御仏は教え、導いて下さるのです。

「名教の興りは声字にあらざれば成就せず。声字分明にして実相顕る。いわゆる声字実相とは、すなわちこれ法仏平等の三密、衆生本有の曼荼なり」

暗闇の中を、そうとは知らずに歩いている者たちよ、本当に明るい世界にたどり着く道を教えよう。音声文字こそがその教えを伝えることができるのだ。六塵という生命のアンテナをきれいに磨いて、本当の文字を知りなさい。音声による御仏のメッセージを受け止めなさい、そうすれば神秘と出会える、自分の内にいて、一緒に生きて下さっている御仏と出会えるよと、お大師さまは教えているのです。

声字実相こそ、宇宙そのものである御仏の本質であり、生きとし生けるものすべてに備わっている本質なのだ。大日如来はこのことを教えて、迷っている者達の永い眠りを覚ましているのだ、とお大師さまは『声字実相義』に書きました。

声字とは音を形にしたもの

こうして、お大師さまは各論に入っていくのです。

現代の言葉にいたしますと、声字をどう表せばよいのでしょうか。厳密な解釈によれば「音声文字」ということになります。しかし、それでも普通の人の

「衆生」たちには分かりにくいことでしょう。

音を形にしたもの。そんな表現が声字に近いイメージだろうか、と私は思います。

音は響き、リズムです。その響きは、私たちに元気を与えたり、癒したり、物を創る力となったりします。あるいは記憶と深く結びついて、様々な表現を見せてくれます。

台所で包丁の音が聞こえただけで、お母さんを思い出す人もいるでしょう。電車の音に幼いころの友の顔が浮かぶ人もいるでしょう。音は、密教の世界ではとても大事なものですが、そのことは『声字実相義』を説いていく折々に触れていきましょう。

それでは、私たちが御仏の文字を読みとるのは、どんなときなのでしょうか。例えば鐘の音の響きに、耳を傾けてみましょう。

「柿食えば鐘が鳴るなり法隆寺」

あまりに有名な、正岡子規の俳句です。詳しい解釈は分かりませんが、俳人でない私にも、短い言葉を読んだだけで、秋の日の情景が目の前に広がります。色づいた柿を、茶店の縁台で食べている客の耳に、ゴォーンと法隆寺の鐘の音が聞こえてまいります。

澄んだ秋空も、そろそろ日が落ちる時刻でしょうか。雁が空を飛んでいるかも知れません、鳥が鳴いているかも知れません、いずれにしても遊んでいた子供が、急に駆けだして家に帰り始めます。

柿を食べているのは、旅人でしょうか。静かな気持ちで、そんな情景を眺めている、その背景に法隆寺の五重塔が秋空に高くそびえています。

柿食う心は「無」、でありましょう。

無心が映し出す情景の透明感は、読む者に宇宙の果てまで広がる天空をイメージさせてくれるのです。私の耳には、あくまで高い秋空に響き渡る鐘の音が聞こえてきます。

これは、私の心の風景です。この俳句を読んで、人それぞれに情景が浮かぶことでしょう。それは、あなたが人生の中で描いてきた風景です。

この俳句から御仏の文字を読みとるとき、私たちは一瞬のうちに目を凝らし、耳を澄ませ、考えているのです。

御仏のメッセージを受け取ると、私たちの脳細胞にしまい込まれた、様々な情景が動き出して、クロスワードパズルのように組み合わされて、新しいイメージが浮かんでくるのです。正岡子規の耳が、ゴーンと響く法隆寺の鐘の音を聞いて、これを御仏の文字として読みとったのだと、私は思います。

冷たい柿の感触、赤い柿から連想される夕暮れ空の美しさ、それらはすべてお大師さまが教える「六塵」、感覚の再現です。

子規は感じとった風景、読みとった御仏の文字を、俳句に再現しました。その「文字」によって、子規が亡くなった後も、俳句を読む人が、子規の出会った一瞬の風景を心に再現できるのです。

読む人の感覚が豊かであればあるほど、風景の描写は豊かになります。心が透明であればあるほどに、再現力も高まります。

あなたも、心を静めてこの俳句を読み上げてみて下さい。暑いさなかであっても、まるで爽やかな秋風に吹かれているような、心地よい心境に浸ることができるでしょう。どこかから、鐘の音がゴーンと響いてくるように感じませんか。

私が門外漢でありながら、この俳句にひかれたのは、きっと法隆寺の鐘の音が聞こえてきたからだと、思います。

鐘の音は、私たちにとっては御仏のメッセージそのものです。

高野山を始め、寺々は皆朝暮の勤行には必ず三通三下の鐘を鳴らしてきましたが、それは人々に聞かせるためではなく、三界の冥衆に仏陀大悲の声を聞かせるためだ、といわれてきました。

「夫れ捷槌、一たび打てば三千の衆雲の如くに集まり、霜鐘三度振るえば、四生の苦氷の如くに銷ゆ」

鐘を一度うち鳴らせば、三千世界の聖衆雲の如くに集まり来たり、さらに三度うち鳴らせば、四生の苦患水の如くに滅してしまう、と、これは、お大師さまの言葉です。

お大師さまはまた、「生々に如来の梵鐘を聞き、世々に衆生の苦しみの声を脱せん」とも祈られたのでした。

古来より、梵鐘の妙なる音が響き渡るところは町や村が栄えるけれど、破れ鐘の響くところは不祥が続くとも伝えられます。朝な夕なに祈りながら打ち鳴らす鐘の音は七里四方の空気を清めます。そこに住む人々や、訪れてきた人の心を洗い、如来の教えの言葉である「響き」を伝えます。

鐘の音が響くのは、日本ばかりではありません。ヨーロッパでは小さな町や村にも、教会の鐘が朝夕に響いて、人々の暮らしを刻みます。あるいは四国巡礼は鈴を鳴らします。日本の神道も鈴によって清めます。

鐘の音は、人々の苦しみを取り除き、安らぎを与えるものなのです。響きを伝える音が人々の心を癒す力を持っているのです。「祇園精舎の鐘の声、諸行無常の響きあり、沙羅双樹の花の色、盛者必衰の理を顕す」あまりに有名な、平家物語の始まりです。鐘の音は、ただ心を静めるばかりではなく御仏の世界からのメッセージを伝えるものですから、これを聞きますと、まさに「仏心」を呼び覚まされるのです。

しかし、ただ鐘をつけばいいのか、といえば、「心を込めて」ついて欲しいと思うのです。暮れになりますと、除夜の鐘が全国の寺々で響きます。百八の煩悩を消すために、ゴォーン、ゴォーンと八方に響きわたる鐘の音を聞いているうちに、新年を迎えるすがすがしい心になるのです。

毎年、原爆慰霊の日、広島では青年や少女が慰霊の鐘をつきます。一つ、また一つと鐘の音が家族の心を癒しています。平和への祈りが、天に届くように、心を込めてついていることが、聞いている私たちの胸に伝わってくる鐘の音です。

しかし、その鐘の音も、聞こうと思わない人には聞こえません。鐘の音を聞きたいと願う気持ちが「紙」であり、その気持ちに心を癒す音が文字として刻まれるのです。

阿字観の瞑想

音声といい、文字といい、現代の言葉と重ねるので、かえって分かり難くなっているきらいがあります。

梵音の阿字瞑想を思い浮かべていただくと、文字によって宇宙の神秘の扉が開かれることが、よく分かっていただけると思います。ここで、神秘の扉を開く文字、阿字観の瞑想について、少しお話ししましょう。

阿字というのはサンスクリット語（梵語）の「ア」を音写したものです。「一切言語の根本にして衆字の母なり」と教典にありますように、あらゆる言葉、すべての文字の母であり、一切の法、すべての教えの源です。生きとし生けるものすべての生命は、大日如来から生まれ出るもの、その大日如来を象徴する文字が阿字なのです。

阿字観瞑想法とは、梵語の「ア」を蓮華座の上に描いたものを見つめて、この文字と自分とが同一になることを感じながら瞑想するものです。

十五分ほどでできるので初心者にも始められる修法ですが、その作法については拙著『運をつかむ人　逃す人』（ワニの本）などで詳しく説明しましたので、これを読んでいただくと分かり易いでしょう。

この瞑想法では、「ア」の音を小さく発しながら胸に納めて、しばらく止めます。手で印を結び、口に音を発し、さらに阿字と一体感を持つようにイメージを描くのが、特徴です。身口意という三密を実践しているのです。三つのどれが欠けても、宇宙の本当の姿を知ることはできません。私たちは、どこから来てどこへ行くのか。生命とは、いったい何なのか。死んだらどうなるのか。私たちは、一番知りたいことが分からないままに、日々を生きています。分からないということも忘れて、何でも知っていると思いこんで生きているのです。

思いこんではいますが、実は心の奥底では、命の旅を不安と恐怖とを抱えながら進んでいるのです。見えないままに旅をしている衆生は、お大師さまの言う通り「癡暗」なのです。

覚りとは、その恐怖と不安が消えることだと、御仏は教えて下さいます。文字を導きとして、御仏の身口意の働きの助けがあれば、衆生も覚ることができる、と。まずは阿字観の瞑想を実践すると、御仏の文字を感じ取った実感を味わえます。

人間の感覚・意識そのものが文字だという教えは、分かり難いものでしょう。しかし、今まで思いこんでいた文字という概念が大きく変わっていくのです。まさに感覚という「紙」に書き込まれていく「何か」があるのです。

それは、生命の奥底が満たされる智慧であり、慈悲であり、喜びであり、安らぎです。

この感覚は、それこそ私たちが使っている文字だけでは、どうしても伝えきれないものだと、私は感じています。

現代の人類は発声器官が発達していますから、言葉がしゃべれます。口で話して耳で聞くことによって、意志を伝えてきました。やがて、手とイメージを使って絵や字を書いて目に伝えることも覚えました。

そうした個々の伝達手段では、御仏の世界はとてもとても伝えきれないのです。人間に備わっているあらゆる器官を総動員して伝えるわけですが、それを一瞬のうちに伝えることができるのが、「ア」のイメージであり、「ア」と発声することであり、手で印を結ぶことです。

どんな世界を見ることができるのか、それは実行して、それぞれがそれぞれの感覚で知る以外には、活字だけでは正確に伝えることはできません。それが御仏の世界です。

しかし、一度御仏の世界を知るようになると、この世は私たちが見ているだけのものではない、これまで教えられた知識だけのものではない、ということも分かります。

潜在意識が生命のアンテナを磨く

私が日々の厳しい行をしているとき、ふと現実の世界から離れて、御仏の世界に遊びます。えもいわれぬ音楽が聞こえ、何とも心楽しい境地を味わいます。

かつて、私は行とは苦しいもの、他人の苦しみを救うためにこの苦しみを味わっているのだと考えてきました。しかし、百萬枚護摩行を成満したとき、本当に法悦の世界を感応させていただいたのです。

御仏を信じ、お大師さまの教えを信じた結果、私はこの世界にあって御仏の世界にご縁をいただいたと思いました。行を続けていてよかったと命が満たされたのでした。

命が満足する境地を、いま私は他の人と分かち合いたいと祈ります。祈りこそは、御仏の世界である声字の世界だと、私は信じています。

お大師さまが、『声字実相義』で教えようとしているのは、毎日の暮らしの中でものを考え、感じ、そして行動することによって生命を生ききることです。

阿字観瞑想をするのもよいでしょう。しかし、その前に日々のはじめを振返ってみましょう。「おはよう！」と家族や周囲の人たちに挨拶をしていますか。ニッコリ笑い、声を出して挨拶をする。これが身口意の三密の始まりだと、私は思っています。心を込めて声を発するということは、実は心を込めて耳を傾けることにもなります。

毎日、私たちは様々な音や声を聞いています。様々な音を聞き分けていくと き、出来るだけ良い音、良い声を聞くように心がけていきますと、私たちの内なる御仏の世界に感応いたします。潜在意識に刻まれる音や声は、綺麗なものであればあるほど、私たちの生命のアンテナが磨かれていくのです。

命の働きを「文字」だというのなら、分かり易い、綺麗ではっきりとした文字の方が情報が伝わります。グチャグチャな文字で気持ちを伝えようとしても、なかなか相手に伝わりません。同じように、御仏に祈りを伝えたいとき、御仏との伝達手段である「文字」を綺麗にはっきりと明瞭に書くことは、とても大事なことなのです。

どうすれば綺麗な「文字」が書けるのかといえば、それが行だとお大師さまは教えます。

口の行、それが愛語です。もちろん、口と共に身（行動）も、意（心持ち）も、共に清めていなければ、三密の功徳には至れません。他人をそしったり、いらぬ悪口を言いますと、これは自分に返ってきたり、相手の心で増殖して、さらに感染が広がってしまうウィルスのような働きをします。

声を発して情報を伝えるのは、人間ばかりではありませんが、人間は声帯が発達したので、これほど複雑な音の組み合わせを持つことができるようになりました。

しかし、他の生き物も、もしかしたら人間以上に密接なコミュニケーションを取りあっているのかも知れません。

御仏の文字は、生きとし生けるものすべてに共通するものだと、お大師さまは言っておられるのですから、身口意を綺麗にしていくことによって、様々な生き物と話をすることもできるはずです。ペットを飼っている人なら、すぐに分かりましょう。植物を育てている人にも分かります。私たちは、動物や植物といつも会話をしているのです。

現代に問われる言葉の空洞化

現代が問われているのは、言葉に代表される「空洞化」ではないでしょうか。

流行語が次々に生まれては消えてゆくのは、若い人たちが言葉に対してもどかしさを感じているのではないかと、私は考えています。

文字の形をどれだけ学ぼうとも、また言葉を知ろうとも、伝える心を見失っていたのでは、コミュニケーションは成り立ちません。

情報化社会と呼ばれ、活字も映像も日本社会の隅々まで浸透しています。日本ばかりではありません。世界中のどこへでも電話がかけられますし、地球の裏側の出来事もリアルタイムでテレビ中継される世の中ですが、目の前にいる家族のことをどれだけ知っているでしょうか。

家族が崩壊する。少年たちが犯罪に走る。現代の病理は、実は生命を響かせ合うための「文字」が掠れかけているのではないでしょうか。「文字」を読みとることができない人たちが増えているのではないかと、私は心配しています。

命の存在すべてを使ってメッセージを送り、受け取る。それが私たちが生きていることの意味を知ることだと思います。

うちの子供は親に反抗ばかりしているけれど、本当は優しい子のはず、何を訴えたいのだろう。おばあちゃんは呆けて分からないことを言っているけれど、同じことにこだわっているには何か訳があるはずだ。

自分が見たい、聞きたいものだけを見るのではなく、聞くのではなく、相手のメッセージをあらゆる感覚を使って読み取る気持ちを、まずは我が身に育てましょう。

お経を読むということは、まさに声字の教えを実践することです。

黙読して意味を考えて読むより、声に出して響きを感じ取ることが大切です。知らず知らず、教典の教えが私たちの潜在意識に働きかけていて、繰り返しているうちに、御仏のメッセージを読みとることができるようになります。

「所有の教法、誰かこの門戸に由らざらん」。いかなる教えであろうとも、声字実相の門戸を叩かないで入る道があろうか。

教えの基本は、見て、触れて、聞いて、私たちに備わったすべての感覚を働かせて、教えの道の扉を開いていくのだよと、お大師さまは教えておられるのです。

意志を伝えるには相手の心に言葉を響かせる

古代ローマでは、たくさんの闘技場が造られました。様々な闘技は、庶民の娯楽として栄え、円形の遺跡がローマ人の熱気の名残を今に伝えています。南仏プロヴァンスには、紀元前一世紀のローマの格闘場が保存されているそうです。ローマは、ヨーロッパを制圧したので、この辺りにも遺跡があります。およそ二万人が入れるこのコロッセウムの舞台で声を出すと、特別大声を張り上げたわけでもないのに、一番端の席でもはっきり聞こえるほどの抜群の音響効果だと、体験をした毎日新聞の「余祿子」が書いていました（平成十年六月二十六日付け）。闘技だけでなく、野外劇も上演されていたのでしょう。古代のローマ人は、音の響きということをよく知っていたのです。

アイスランドは、十世紀の欧米初の議会ができた国です。ギリシャのような、奴隷制を持つ議会ではなく、一人一人の国民を尊重した共和制の議会でした。北大西洋に浮かぶ火山島であるアイスランドの、巨大な岩山の真ん中に一筋の道が通っていて、そこが野外の議会だったそうです。怒鳴ったり、絶叫したのでは、音が響きすぎて返って聞きづらいのです。響きを味方に相手を説得する、それが議論によって国のよりよい方策を決める議会というものの原点だと、アイスランドの議会「アルシンク」が教えてくれるのです。

日本のように選挙カーから声を張りあげても、騒音としか聞こえないことがよくあります。相手に聞いて欲しいとき、声は大きくなくてよいのです。響きという自然のマイクを上手に調整していれば、声という文字が相手の心に、語りかけたい情報を伝えてくれるのです。

現代の日本人は、いつのころからか演説を忘れているといわれます。言葉によって意思を伝えるのではなく、「腹芸」とか「問わず語り」などといって、思惑によって物事を決定することが多くなっています。

議論とは、もともと言葉を闘わせるためのものではなく、互いの意思を確認しあうためのものであったはずです。そのためには、相手の心に響く言葉によって、意思を伝えねばなりません。ただがなりたてる言葉は、「声字」ではないのです。

人類は、古くから響きによって導かれてきました。響きを忘れてしまったとき、人類の英知は破壊に向かってもろくなるのです。

音を響かせるのは、風です。微かな息を吐く気配にさえ、風気が動いて響きとなり、これを名付けて「声」というのだと、お大師さまはうたいます。

「内外の風気、わずかに発すれば必ず響く。

名づけて声といふなり。

響きは必ず声に由る。

声はすなわち響きの本なり。

声初って虚しからず。

必ず物の名を表するを号して字といふなり。

名はかならず体を招く、これを実相と名づく。

声と字と実相の三種、区に分かれたるを義と名づく」

声が響きの根本で、声がおこってかならず物の名称をあらわすことを「字」

と名付け、名称はかならず物の実体に対応し、これを実相と名付ける、とお大師さまはおっしゃいます。

このように、声・字・実相と区別があるのを義と名付けてある。

動くことが生命の働き、風は生命の姿を私たちに伝えてくれる、天空からの使者なのです。

息をする。吐いて吸うことの繰り返し、これが生命の働きでありますが、ここに響きがあり、これを「声」というのだとお大師さまは教えます。

「また、四大、相触れて音響必ず応ずるを、名づけて声といふ。

五音、八音、七例、八転、みなことごとく声を持って起こる。

声の名を詮ずること必ず文字に由る。

文字の起りは本これ六塵なり。

六塵の文字は下に釈するが如し」

この文章は、現代文に直す必要がないほどです。

四大とは宇宙という生命の素になっている地・水・火・風であり、これらがたがいに触れ合うとき、必ず音と響きとが呼応するもので、これを声と名づける。

五音、八音とは、古来の音楽の音階と音色とを表しています。七例、八転とはサンスクリット語の格変化を表現していますが、これらも同じ音声があって生ずるもの。

音声が意味を表するのは、必ず文字によっている。文字が起こるのは、六種の対象にもとづいている。六種の対象によって起こる文字については次に解釈する通りである。

音を聞き分けることによって、人類は智慧を授かり、危険を知ってこれを回避し、あるいは人の心を信じることを知りました。音には、情報である「文字」が込められています。

風の音を聞き、地に鳴る音を感じ、水音によって流れの方向を知り、火の音が幸いをもたらすものか、災厄の元なのかを判じます。音を聞き分ければ、宇宙の広がりと時間の長短を知ることができるのです。

宇宙は、地・水・火・風・空の五つから成り立っているというのが、五大説です。大というのは、大きいということではなく、根本的な、という意味です。天性の宗教家であったお大師さまは、古代インドから伝わった密教の五大説を、さらに発展させ、これに識大を入れた六大が生命を作っていると説いたのでした。地球上に、これら六大の存在しない場所はなく、つまりは四大の「声」がない場所はありません。私たちの生命は、いつも「声」とともにこの星で生きています。

日本人が環境問題を表現する漢字として選んだ中に「響」がありました。平成九年、地球温暖化防止京都会議を前に、日本漢字能力検定協会が全国から募集したもので、「響」を筆頭に「清」「緑」「環」「潤」「森」「心」「水」「碧」などがあげられました。どれも地・水・火・風の四大を表現する言葉でもあります。

お大師さまの『声字実相義』に従って、まずは風のお話をいたしましょう。

風大は、一切のものを吹き飛ばす性質を持っているところから、ダイナミックな性質を象徴しています。動くことの象徴でもあるといえます。

宇宙はいつも動いています。ビッグバンによって生まれてこのかた、膨張を続けているのやら、どうなのか分かりません。しかし、太陽も地球も、宇宙のあらゆる存在は動いて変化し続けているのです。

生命とは、動いていることがノーマルなのであって、滞っていたり、停止するのは生命本来の動きとはいえません。

御仏が沙門に問いました。

「人の生命は幾ばくの間に在りや」

沙門は答えて申します。

「数日の間」

御仏は、この答を聞いて、「おまえはまだまだ道を知らないな」と申されます。

そこで沙門はさらに答えます。

「飲食の間」

これも落第です。別の沙門に同じ質問をしましたところ、

「呼吸の間」

と答えて、はじめて御仏は正解を知るものがいると喜んだのでした。

生命は一呼吸の間です。

人間は死ぬまでに百万回の呼吸をするとすれば、百万回死んで生きた、というのが仏教の真理です。

息を吸って、生命を燃やす酸素を大気から肺に取り入れます。息を吐いて、役目を終えた炭酸ガスを運び出します。吐いて吸う。この呼吸が止まれば、私たちの肉体は死んでしまう、生命の基本動作がここにあります。

天空からの風は、呼吸によって私たちの肉体をひとめぐりして、天空へと戻ります。それが「声」の本質なのだと、お大師さまは教えて下さるのです。

私たちは一呼吸している間にも、生死を繰り返しています。

身体を構成している細胞は、つねに再生を繰り返します。皮膚、爪、毛髪が再生しているように、体内の細胞も毎日同じように死んでは生まれているのです。脳細胞は、これは再生せずに一生使い切れないほど何十億とあって、毎日二十万個ほども死んでいます。

一瞬前の私と今の私とは、同じ細胞の組み合わせではないのです。生命は、一瞬一瞬躍動し、変化し続けているのです。

このように、動き、変化する生命の躍動感を象徴するものが「風」だというわけです。声を響かせる風は呼吸、風は私たちと宇宙とを結ぶ生命の使者です。風が呼び覚ます響き、声は私たちに生命のリズムを運んできます。声によって生命が働き、文字が形作られます。生命の働きが現れることを「実相」と考えていただくと分かりやすいでしょう。

風が生命を運ぶという真理

お大師さまが、「響」だと教えてくれる宇宙のメッセージを運ぶのが「風」です。風は生命を運んできますが、自然の優しいいたずら者でもあります。

「風がなければ地球の大部分は人の住めない場所になってしまう。……より見えにくく、しかしずっと心躍る影響を風は生命に与えている」（『風の博物誌』）

そう語ったのは、アフリカ生まれの学者ライアル・ワトソン氏です。彼の著書によれば、一九五九年、ニュージーランドの科学者が高度二千五百メートルの山頂で新雪の標本をたくさん集めて研究したところ、塵芥や花粉といった空気中の通常含有物に混じって、すべての雪の標本に有機物が含まれていたそうです。特に注目されたのは、卵白・牛乳・血液に含まれるタンパク質が雪の標本から検出されたということでした。

つまりは生命の元が含まれていたのです。この生命はどこから来たのでしょうか。どうやら海面のようです。浅い海面層にはプランクトンに滋養を与えている様々な極小の生き物がうようよしていて、これらが風や波の作用で吹き上げられて泡立ち、空気と水とが接触したとき、この栄養たっぷりの水滴が風に乗ってどこかへ運ばれます。

生命は宇宙から運ばれてきた、と唱えた学者もいます。

一九〇八年にスヴァンテ・アレニウスというスウェーデンの科学者は、地球上の生命は宇宙を通ってやって来た生命を持った種子から始まった、という提言をしました。長い過酷な条件に耐えたこれらの種子は、太陽の風によって運ばれたのだ、と。

この説は、世に受け入れられなかったのですが、近年になってカール・セーガンという天文学者が「あらゆるウィルス、ある種の細菌、そして多くの種子が太陽の風に吹かれて相当有効な運動をすることができると判定した。最高速度では宇宙船と同じくらい早く動くことができ、地球軌道から火星まで数週間、木星まで何カ月、海王星や冥王星までもたった三年か四年で行ける」(『風の風物詩』)と、研究の測定結果を発表しています。

風が生命を運ぶという真理が、現代科学によって証明される日は、そう遠くないと私は信じます。

「世界七不思議」といわれた万里の長城の上に立ちますと、平原を縦横無尽に駆け回って農耕地帯に侵入してくる騎馬民族に対する歴代王朝の恐れを、改めて感じ取ります。

権力の限りを尽くして創った大建築は、文化の壁ともなりました。しかし、人の往来は万里の長城で防げても、風が運ぶ自然の往来物は自由に天空を往来しました。

砂漠に源がある黄河の流域は、黄色い砂に覆われた土地です。冬になると北風がこの黄砂をとばします。街はくすみ、人々は顔を覆って砂を防ぎます。砂とともに、砂漠の微生物も飛んでくることでしょう。ここでも風が生命を運びます。風のいたずらによって、人類は歴史を刻んできたのです。

風は見えませんが、私たち人類がしてきたことを、私たちの目の前に運んで見せてくれます。良いことの結果には幸せを、間違ったことをすれば、その結果を、容赦なく突きつけます。

チェルノブイリの原発事故によって、風によって運ばれた放射能はヨーロッパ各地に被害を広げました。公害汚染、酸性雨もまた、国境を越えて飛んでくるのです。

風は、私たち人間が創り出したものを、自然の摂理に従って運び、私たちに宇宙の大きさ、深さを教えてくれるのです。私たちは、知らず知らず、風のおかげで生かされています。ご先祖のおかげ、家族のおかげ、上司のおかげ、友達のおかげ……。私たちはおかげがなければとても生きてはいけません。

おかげとは、まさに陰になって見えないものをさしています。心であったり、その心を表した行動であったりしながら、しかし目に見えないところでサポートしているものは注意していないと気付きません。

「声」のおかげで、私たちは、生かされて生命模様を描くことができるというわけであります。「おかげ」の働きを「声」といい、生命の本質というのです。おかげとは、まさに陰になって見えないもののことです。

しかし、現在に暮らす私たちはこのように自然の空間にこだまする「声」をかき消すほどの「音」を作り出してしまいました。

自動車の騒音、音楽すらすべてが癒しになるわけではありません。一日中、どこへ行っても人工の音ばかりが響いて、「声」が響かなくなっています。

「声」が響かなければ、生命の働きが見えるはずもなく、人工の音ばかりにとらわれて暮らしていると、虚しさが生命をむしばみます。おかげを感じ取れないほど、自ら造り出した雑音によって、声字を見えなくしているのです。石清水や雨垂れの音、松籟や波の音は、聞いているだけで心が癒されます。いつかどこかで聞いた、母なる宇宙の響きだからでしょう。

現代医療におけるメッセージ伝達の問題

あるとき、気付かない人工音に囲まれている、思いがけない場所があることを知って、私は衝撃を受けました。これは、もっと考えていかねばならない問題であります。

それは病院です。なかでも重態の病人がいる集中治療室に至っては、ピッピッピッと鳴る心臓のモニター音や、身体につけられた器具によって病状の異常を知らせるアラームの音が耳障りに響きます。「スパゲッティ症候群」と言われる、最先端の電子機器に頼る現代医療の矛盾が、病院の電子音に現れているということでしょう。

医療とは、つきつめていけば、人間が持っている自然治癒力を助けるためのものであります。医療が生命の復元力をさまたげる行為をしてはならないのだと私は信じています。

癒しを最も必要としている人たちが、生命のメッセージを聞き取れない状況に置かれてしまうのが、現代医療の問題点です。

そんな人工音を除いてみると、自然の音は、私たちの周りに無数にあるのです。無数の音が響きがあって、私たちの「世」を形成しているのです。

「声」には、生命を癒す響きがありますから、そうした「声」を聞いているうちに、異質の音に気付くようになったのです。

響きとは、一つでは存在しません。こだまする対象物があり、こだまを返す空間があってはじめて「声」が聞こえてくるのです。

一つの声だけで物事を判断したのでは、一つの生命の姿しか知り得ません。どんな生命にも必ず生態系が存在していることを、私たちはもっと理解することが大切だと思うのです。

私たちを取りまく環境は、これまでにない危機に直面しています。国際自然保護連合の報告書によれば、過去四百年間で六百十一種の動物が絶滅したそうです。大航海時代からヨーロッパの国々は競って世界に版図を広げました。貿易や植民地など、手段は様々ですが、世界が狭くなった分、人間によって滅ぼされていく動物が増えました。かつて船で往来していたものが、今では飛行機です。世界はますます狭くなり、地球の自然環境は人間によってどんどん浸食され続けました。

パソコンと携帯電話があれば、密林の中からでも情報を送り出せる時代です。巨大な資金をもとに、一国の経済を破壊させることができるほど、「市場」という存在が増殖してしまった現代は、もはや国のリーダーたちがそれぞれの利害で動いているだけでは、地球規模の平和は保てなくなっています。

このまま進んでいいのだろうか。最近になって、人類はようやく自分たちがとってきた道に疑問を投げかけ、地球を守ろうとする方向を模索しはじめています。

一本なら容易に折れてしまう矢も、三本を束ねればなかなか折れません。それが、多様性の原則なのです。

音はたくさんの響きによってハーモニーが生まれます。そのハーモニーが、響きあうほどに遠くまで「声」が届きます。宇宙にこだまする「声」が、祈りの「字」を表すものならば、広大な宇宙空間には大きな「実相」が見えるはずです。

私はこれまで世界各地で、平和の祈りを捧げてきました。バチカンを訪れて、ローマ教皇ヨハネ・パウロ二世にもお目にかかりました。中国、韓国、台湾、ロシア、アメリカ、ヨーロッパ、南米、等々、世界中を回って祈り続けてきたのです。

一人、私だけが祈っているよりも、平和を願う宗教家たちが一堂に会して祈れば、天の神仏に一層大きな感応を得られると、郷土鹿児島市で「世界平和百万人の祈り」「世界平和シンポジウム」を開きました。

あるいはベルリンの「愛の行進」にも参加してきました。あらゆる宗教、あらゆる思想が平和のために祈るときがやってくる日を、私は信じて行動しています。

テロによる解決などあり得ないということを、世界の人たちが分かって欲しいと、私は祈り続けます。

そのために、私はお大師さまの教えをもう一度真摯にひもといて、世界の荒廃を癒す扉を探しています。

「四大、相触れて音響必ず応ずるを、名づけて声といふ」

声字実相義の、お大師さまのこの文は、まさに祈りのハーモニーのことであります。

六大のうち、四大には空大と識大とが入っていません。地・水・火・風のどれもが、私たちが触れることのできるものです。

水が持っている生命を育てる力

この世は、単線鉄道の旅です。行って帰ってくることはできません。時間はいつも過去から未来へと流れています。

科学の考え方には「虚数」とか「虚時間」というものがあると聞きました。プラスとマイナスとのバランス・シートがあわないものはない、という原則に立てば、私たちが生きている「この世」での、時間の一方通行は理論的にはおかしなことになるというのです。

しかし、生命とは、いつも「前へ」という積極的な気持ちを持っていないと、滞りが生じます。前へ進む「この世」の生命は、私たちが触ったり、見たり、聞いたりできるものです。

しかし、それだけの感覚では、私たちは生きていけないことも分かります。見えない感性や意識が、私たちを支えてくれます。それらの感覚は、時間にとらわれることなく、過去も未来も自由に往来して、私たちに様々なメッセージを届けてくれるのです。

音が、私たちを過去の思い出に連れ帰ってくれたり、あるいは未来への連想を運んできてくれます。

時空を自在に飛び回る「響き」というものは、この世の生命の旅に欠かせない糧なのかも知れない。私はこのごろそんな気持ちになっています。

四大とは「見えるもの」の象徴なのです。声字とは、つまりは「あの世」と「この世」とをつなぐカルテットというわけです。

お大師さまは四大の中で、特に風について語りました。

しかし、地球は何といっても「水の惑星」であります。水にふるさとを感じるのは日本人ばかりではありません。水は母の胎内にいたときの記憶だという説もありまして、私たちは水の音に安らぎを感じるものなのです。

「時水」と呼ばれる泉があります。北陸・福井県武生市の郊外にある間欠泉です。この冷泉は、約二時間に一回の割合で水が湧き出し、その水が滝となって流れ落ちる音が谷に響くそうです。

「滝の音を三回聞くと、『ああ、もうお昼になったか』と、炭焼きや山仕事の人たちが時計代わりにしていた」

それが「時水」の名の由来です。

ところが、この規則的な「時間」が最近では不規則になりがちだとか。山の雑木林が切られて杉林になり、土の貯水力が弱まってしまったことが、間欠泉のサイクルを狂わせている原因だと、専門家は見ています。

水音の響きは、自然の体調を私たちに教えてくれているのです。

風が生命の宅配便であるなら、水もまた生命を地球の隅々まで届ける郵便配達です。土に蓄えられた天水は、湧き水となって谷川を下ります。山の土にたっぷり含まれた養分を伴って、水は海へと旅をします。

上流の森が豊かであれば、川が注ぎ込む海はプランクトンの宝庫となって、魚を呼び寄せるのです。

プランクトンを餌にする小魚は、大きな魚に食べられて、その大きな魚をもっと大きな魚が食べる。それが海の食物連鎖です。弱肉強食ということもできましょうが、生命の連鎖です。

このところ、NHKテレビで海の特集が続いています。地球と海をテーマにした興味深いものです。その一つに、火星と地球との違いを語るものがありました。

火星もかつて水があったことが、最近の探査で分かりました。水があれば生命もあったと思いますが、現在は砂塵舞う荒涼とした風景が広がっています。火星の海は蒸発してしまったのです。

同じようなメカニズムを持つ地球に、なぜ海があるのか。番組はそのナゾを追っていました。海底火山の爆発によって、地球の海は常に動いているから、蒸発しないのだそうです。世界に何カ所か、深い海底から水が海面に湧き上がってくるといいます。温度差による海流の動きや様々な要因が重なって、地球の水循環システムが海を守っているのだそうです。海は、様々な生命が生きる場です。風が運んできた生命の種を、海が抱いて育てているのです。水には、その力があります。

密教では、水を宇宙生命の一環として考えているので、水には、生命を再生させる不思議な力が宿っているとします。

これは古代インドにおいて、遠い遠い昔から信じられてきたことでもあります。今でも、インドのガンジス河では沐浴する人、河畔でなくなった人を火葬して灰を河に流すという、生と死の様相が日々見られます。これも偉大な河の流れに込められた不思議な力を信じているための風習であります。古代のインダス文明が水道を備えた都市であったことは驚異ですが、水が人間の健康を守ることを知っていたに違いありません。

実は、このように水の生命力を信じたのは、インドだけでなく、古代ギリシャでもまた同じように考えられました。アリストテレスも、水が万物の基本だとしています。

また、水道といえば、何といってもローマ帝国です。征服したヨーロッパ各地で水道設備を整え、フランスのリヨンにある水道橋は今も使われているとか。日本では下水道が完備したのは、つい最近のこと。いまだに地方に行きますと設備のないところもあるはずです。しかし、下水道の完備はやはり快適な生活の基盤です。

このように長い長い間、人間の生命を育て守ってきた水ですが、近年は様々な汚染が深刻になっています。

熱帯雨林を伐採すれば、浅い表土は雨に流されて不毛の大地が剥き出しになることも知らず、有機水銀をたれ流せばこれを飲み込んだ魚によって中毒が生じることも考えず、生活排水を湖に注ぎ、タンカーは石油を流し、戦争がこれに拍車をかけました。共生の生態系を無視して海底で核実験もするのです。

水に対する直接の「攻撃」だけでなく、フロンを乱用したあげくにオゾン層に穴をあけて地球を温暖化に導き、海洋の水を溶かして水面を高めてもいます。

地球は水の惑星、ではなく海水の惑星だともいわれます。地球の表面の三分の二は海水で覆われていますが、人間が暮らしを頼る河川水は地球にある水のわずか〇・〇〇〇一%にすぎないのです。しかも、サハラ砂漠は南に向かって一年に一三キロのスピードで拡大し、毎年砂漠化で失われる農地や牧草地は五百~七百万ヘクタールに達するという数字もあります。

初期の密教経典では、攘災・治病・延命・罪障消滅・後世安楽・請雨・止雨などという、日常生活のあらゆる願いを達成するために、水が持つ呪力を感じた儀礼が説かれています。

密教の大切な儀式に、潅頂があります。師に出会い、御仏の弟子として入門するための儀式ですが、この時水が大事な役割を果たします。これは、宗教的な蘇りの意味を持つ儀式なのです。

御本尊に水を供えるときに唱える閼伽の真言は、水は「虚空と等しきもので、また等しからざるものよ」と呼びかけています。閼伽とは梵語の音を写し取ったもので、奔流、水の意味を持ちます。水は虚空と同じく無限の力を持つものであり、またそれ以上の存在であると信じられてきたのでした。

松長有慶師は、水の特性を次の四点に集約しておられます。生育力・浄化力・清涼感を与える力・均質化力、であります。

水が、なぜ宇宙生命の一環と考えられるかといえば、まずもってこの「生育力」の不思議にあると思います。植物も水があって育ちます。私たち人間も動物も等しく水によって生き、育っていくのです。

浄化力、これは日本でも禊ぎなどの風習がありますから、こと古代インドだけの考えとはいえません。むしろ、古代の人々は素朴な感覚によって水の浄化力を信じ、また汚染されていない水こそは目に見える汚れを洗い流すだけでなく、人間の煩悩や犯した罪をも流し去る強い力を持っていたのでしょう。

水に入れれば、心身ともに中側から汚れが出ていって、元気を取り戻すような気持ちになります。滝に打たれる修行は、まさにこの浄化力、再生の力を得るためのものでもあります。

清涼感とは、私たちが水に触れたときの気持ちの良さであります。冷たい、おいしい、心地よい、その素直な感覚を、密教では大切にします。悟りの境地を表現できる比喩として、水が用いられるのです。

均質化とは、どういうことでしょう。水は方円の器に従う。水そのものは形を持ちません。あらゆる器に入ります。水はどんな形にも変えることが出来るが、しかし水は水であり、井戸から汲み上げる水も、深い山の谷底を流れる水も、高い所を流れる水も、大海も等しく同じ水なのであります。

このような性質は、すべて御仏の智慧と同じものだと、尊んできたのです。

密教では、潅頂のほかにも様々な儀礼にあたって、早朝に後夜の水を、特定の井戸から汲む儀式が行われます。

先年に他界した私の母親は、生涯にわたり休まずに、毎朝四時の清浄な時間に寺に面した海岸から海水を汲んで、一日の行の始めとしていました。大海原から汲み上げる尊い水の生命力を頂いていたのでした。

水の音は本来、故郷の音、母の音、生命の音なのです。せせらぎも波の音も海鳴りも、清らかな水であるほど、元気いっぱいの生命力を宇宙の彼方から届けてくれるのです。

サリン、O-157に続いて九八年にはカレー、ポットのお湯などに毒が入って、多数が死傷しました。毒の恐怖が広がって、水も安心して飲めない世の中です。音が響かない、御仏の文字を読めない時です。どうぞ響きの中から、真実の道標を見つけて下さい。

第四章　人は神秘を生きている

世に存在する不思議なこと

私は、二、三の大学の医学部で非常勤講師をさせていただいておりますが、現代の学生さんたちは、自分の家の宗派もご存じないという方々ばかりで、密教とは何かとお話いたしましても、なかなかご理解できない方が多いのでありよす。弘法大師空海のお名前をだしますと、平安仏教の一つ、真言宗かと思われます。西暦の八〇四年に遣唐船に乗って中国に渡り、帰って高野山を開かれた、と受験勉強の成果を発揮されます。あとはまったくご存じない。まことに私どもの宣伝不足を恥じ入る次第でございます。

そもそも真言密教と申しますのは、神秘主義であります。神秘と申しますのは、日常の常識では想像できない、いうなれば超常現象を指していいますが、その神秘を系統だてたのが密教でございます。

神秘と申しましても、何も特別なことではなく、私たちは、いつも目にしております。

蝶々をご覧になりますと、美しい鱗粉で彩られております。あの模様がどうして同じ種類のものとそうでないものとが別々の模様をもっているのか、また、どうやって色をだすのか、これを研究するだけでも一生を費やすことになります。

ことほどさように普通のことが随分と分からないものです。

みなさんが小学校時代に理科の実験で使いましたリトマス試験紙にいたしましても、考えてみますと不思議です。酸性の水に浸しますと赤くなり、どうして赤くなったり青くなったりするのか、これも不思議でありますす。これは、リトマスという苔の成分からとった成分を濾紙に浸し、その成分が化学反応で発色します。その性質を利用したのがリトマス試験紙であります。なぜ、赤と青になるかはまったく分かっておりません。とにかくそうなるのですから、小学生でも水質検査ができます。

不思議なものを挙げだしたらキリがありません。私たちの周囲には、こうした物体や現象がたくさんありますが、見慣れておりますから不思議は感じないわけです。

ダーウィンの進化論は、自然科学の常識となっておりますが、進化に逆らうように生きている生物がおります。自然環境によって自然淘汰され、進化した生物だけが生き残る。大方の生物は、そのようにして適者生存をくりかえすのでありますが、しかし、そうではない生物もおります。サメの一種やシーラカンスといった魚類もそうです。陸上の巻き貝のデンデンムシもそうです。原始的な古い体型のまま生き残っております。アメーバなどの原始動物もそうでしょう。

こういった例外を見てダーウィンの進化論が怪しいかと申しますと、そうではないのです。自然科学は、統計学なのです。統計というのは不動の絶対値ではありません。大多数の中から少数の数字を削り落として平均値を求めたものですから、はみ出す現象や生物があっても不思議ではないのです。

神秘の実態を受け入れる

不思議なことといえば、仏教の法話などで引き合いに出されます、生命の誕生についても同じことがいえます。農家の方は、米を作ると申します。種をまいて苗を作り、その苗を植えかえまして稲に育てますとお米が穫れます。ところが、よく考えてみますと、もとも種に生命が宿っていて、それを育てているにすぎません。人間の力で生命体が作れるわけがないのです。植木屋さんにしても、苗木に水をやり、肥料を与えて育てます。本当に木を育てることができるのでしょうか。枯木も木です。これを育てられるかといいますと、育てられません。木に命が宿っていて自然に育つ。しかし、育成によってより良い条件を作り出すのが農家の方々や植木屋さんで、言ってみれば手を貸しているにすぎない。樹木が育つ力を備えているから成長するのです。

さて、ここまでくればもう、私が何を話そうとしているかをお察しになっておられるだろうと思いますが、真言密教が中心に拝みます、大日如来という仏さまがございます。大日如来を私たちは、「大宇宙・大生命体」というように呼んでおりますが、この世とあの世の空間や物体のすべてであり、かつあらゆる物体、それら物体が影響しあって発生する現象までもが「大宇宙」であり、それらに宿るあらゆる生命も、「大生命体」なのです。これを「山川草木悉皆成仏」と言い、山も川も木もすべてが仏に成ると直訳しますが、すべて大日如来だという意味です。

随分と乱暴な括り方のように思われるかもしれませんが、神秘の実態は、こうしたありのままを受け入れるところから始まるのであります。

科学では、疑う余地のない現象を公の理、つまり「公理」と呼んでおりますが、仏教では「真理」と申します。真理は仏であり、その仏が示される教えもまた真理になるわけです。

仏教の骨格

ここで一つ、仏教のおさらいをしておきましょう。もう、みなさんがご存じのように、仏教は、いまから二千五百年ほど前にお釈迦さまが開かれました教えでございますが、この世は「苦」であると、まず前提を示されます。「苦」は、因縁によってこの世に誕生いたします。前世の因縁を背負って生まれるのであるから、苦しいのが当たり前だというのです。しかし、その「苦」は、必ず解決する。解決しない「苦」というものはないとおっしゃる。解決法を見つけたならば、それを再発しないように心がけることだとおっしゃるのです。これを「苦集滅道」といいます。これはお医者さんが患者さんにおっしゃっていることと同じです。病気に罹った患者さんが病院にやってまいります。お医者さんは、検査をして病気の原因を突き止めます。その処方箋を書いて薬局で薬を求めます。しかし、それだけでは再発する可能性がありますから、お医者さんや看護婦さんは、食事や生活についても注意を与えます。この生活指導というのが、医療では一番大切な部分です。医療費には含まれませんが、これがなかったら、半数以上の患者さんは、すぐに再発して病院に戻ってまいります。つまり発病の原因を取り除いて、普通の生活をするように指導するわけです。

仏法でいえば、生活指導が苦集滅道の「道」の部分にあたります。「苦」の原因を取り除いてあげる。しかし、同じ生活をしていれば、また同じことが起きるわけです。

お釈迦さまは、ここで八つの正しい行いを指摘されます。本論とはあまり関係がありませんが、参考までに述べておきますと、正しい見解、正しい決意、正しい言葉、正しい行為、正しい生活、正しい努力、正しい思念、正しい瞑想をせよとおっしゃるのです。

医療における生活指導は、ここまで詳しくはいたしません。しかし、人生の危機に立ちいたった場合、正しくものごとを見ることも必要ですし、こうと決めたら実行する必要もあります。正しい言葉は、人と交わる場合には必要になってまいります。行いは正しく、生活もきちんとしていなければなりません。

努力するにも間違った努力をしていたのでは目的を達しませんし、深く反省をするにしても間違っていたのでは、いくら反省をしても効果がありません。そして最後に、正しい瞑想をする。この瞑想は、自分が一体何かを知ることです。そつらつらと考えると、どうやら自分には仏性があるらしいと、その仏性を磨きますと仏に成る。なるほど、自分はもともと仏であったのかと悟るわけです。

これだけのことを悟れば、「苦」などというものは苦でなくなり、楽々と生きていけるというわけです。これが仏教の骨格であります。お釈迦さまは、苦行林で荒行をされましたが、なかなか悟りには至らない。そこで行をやめて里に下り、村の女性から牛乳の粥をいただいて瞑想されて悟りに至った真理なのです。

今では、お釈迦さまの教えは、ここから出発しております。解決できない「苦」はない。解決したならば、八つの正しい道「八正道」を行えというだけなのです。しかし、一つずつを考えたならば、これを行うのは難しい。「正しい」ということとは、何に対して正しいのか。正しくものごとを見るとはいっても、その「正しい」という意味が分かりませんから、どうすればよいのか皆目雲をつかむようなものです。

病気という対象に対して正しいというのであれば、病気が再発しないという前提がありますから、それを心がければよろしいのですが、人生にとって「正しい」ものは何かと問われますと、もう、その時点でお手上げになります。

それを解くキーワードは、「仏」なのです。仏に対して正しいと胸を張って言えるかどうかが、正邪の基準になってまいります。ですから、仏の教えと書いて仏教となるのです。仏陀、すなわち悟りを開いた方の説かれるありがたい教えという意味から仏教とされておりますが、私はこのキーワードとなる「仏」を中心に解釈しております。

この時点で仏教は、神秘主義といったものが影も形もありません。密教が誕生するのは、それから一千年以上もの歳月が必要になってまいります。

お釈迦さまは、八十歳で涅槃に入られるまでの四十五年間に数多くの説法をされまして、それが整理をされて仏典となるまでにおよそ百年を要します。

律・教・論、すなわち僧侶の戒律を教え、そして布教の方法論の三つに分け、それらをすべてマスターされた高僧が三蔵法師と呼ばれております。『西遊記』にでてまいります三蔵法師は、玄奘といいまして、『般若心経』を訳されまして、いまも私たちは、その恩恵に浴しております。『般若心経』といいますのは、あの世に渡る知恵の乗り物という意味で使いますから、極楽行きの特急列車とでも言えるのかもしれません。しかし、その特急列車に乗るにも、一冊の本になるほどの内容でございますから、切符を手に入れるのも大変に難しいものです。

さて、お釈迦様の説かれました教えが、やがて弟子から弟子に受け継がれます。そのうちに誰が正当の弟子かどうかが問題になってまいります。本家本元で教えられなければ、あとはモグリだというのです。そこで僧侶は、こちらの本家、あちらの元祖と分裂しましてありがたい法を聞き、悟りに迫ろうといたします。この悟りといいますのは、輪廻の輪から離脱することです。輪廻は、地獄・餓鬼・畜生・修羅・人・天という六つの世界を生まれ変わり死にかわって巡り、常に限りのある生命を生きる世界です。解脱は、この六つの世界から脱して死のない永遠の幸せのある仏の世界に生まれ変わることをいいます。ありがたい法話は、自分が仏の世界に生まれることを目的としております。

しかし、お釈迦さまは、数多くの人が救われるために法を説かれました。そこで前者を小乗と呼び、後者を大乗と名乗ることになりました。大乗仏教と小乗仏教に分かれますのが、だいたい紀元前後で、お釈迦さまの死後、五百年ほどが経っております。

それからまた七世紀から八世紀の後に密教の基本になる経典が誕生するわけです。

密教と弘法大師

一口に密教と申しましても、これは一つの教典からなっているのではなく、胎蔵界と金剛界、つまり大日経と金剛頂経という二つの経典が時と場所を変えて起きまして、それが百年後にはインドから中国に渡って翻訳されます。大日経は仏の慈悲を、金剛頂経は仏の智慧を表しております。これが唐の都、長安で合流いたしまして青龍寺の恵果上人に伝えられておりました。

さて日本では西暦の七七四年、讃岐の多度郡、いまの香川県善通寺市になりますが、やがて神童と呼ばれる少年が、佐伯氏という地方の豪族の家に誕生いたします。幼名を真魚といい、この方が十五歳のときに上京して、受験勉強に励みまして大学に入られます。儒教と道教、そして仏教を学びながら将来の上級官吏をめざしております。地方出身の秀才が東大に合格して、やがて国家公務員試験を受けて、出世しようという絵に描いたようなエリート・コースであります。集まっているのは、政治の中心人物になる貴族の子弟ばかりです。顔つなぎをしておけば将来も有利であります。ところが、貴族の子弟たちは、どうも自分の利益になることばかり考えておりまして、一般の人々のことなど眼中にないのです。これで、衆生は救われるのだろうかと、真面目な神童は不審に思うわけです。そんなある日、神童は、ある出家者に巡り合いまして、虚空蔵求聞持法という行法を授けられます。これを行ずれば、仏の知恵が授けられるという行法であります。大学からドロップ・アウトして行に入られ、阿波の大滝岳、土佐の室戸岬、伊予の石槌山と、四国の各地を行をして歩かれます。

あるとき、大滝岳で行をしておられますと、虚空蔵菩薩の剣が飛んできます。室戸岬では、明星が口の中に飛び込んできました。「霊応を示す」とありますから、不思議な現象が現れた、ということでしょう。明星といいますのは、虚空蔵菩薩の象徴でありまして、知恵の仏様でございます。求聞持法というのは、虚空蔵菩薩の真言をくりますと、絶大な法力がつくという行法でございまして、つまりは虚空蔵菩薩が現れたわけです。

さあ、この不思議な現象は何だろうかと、その神童は研究に入ります。これが後の弘法大師であります。

しかし、当時の日本には、まだ密教はありませんでした。奈良には、南都六宗といいまして、戒律を中心とした仏教が幅をきかせております。お大師さまは、自分が経験した神秘体験を説明する参考書はないだろうかと探しておられますと、大日経があったわけです。先ほども申しましたように、大日経は密教の大切な経典の一つでありますが、己の中を徹底的に追究して仏性を求めるものです。その経典だけが日本に来ていたのであります。

なるほどと、どうやら自分の求める適当な経典だとは分かるのですが、その大日経には、曼陀羅や印契といった絵や作法が書いてあって、これをどのように解釈すればよいのか見ただけではわからない。独学では、理解できないものだったのです。

密教は、「教相」と「事相」から成っております。つまりは教理と実体験というように理解していただければよろしいかと思いますが、その両方がそろわないといけません。お大師さまは、神秘体験は済んでおりますから、事相に関してはパスしておられます。しかし、その理論づけができておりません。諸国を回られるのですが、これを教える僧侶が日本にはおりませんでした。そこでお大師さまは、中国に私費留学をされます。

お大師さまは、すでに中国語はマスターされておられました。そこで梵語を習い、そうして長安の青龍寺で恵果上人と、巡り合われます。そこには大日経と金剛頂経とが合流しておりまして、両方の新しい仏教を学ばれます。

この新しい仏教というのは何であったかです。すでに仏教は、今日ある諸宗派の根拠となっている律から禅、浄土、華厳といったあらゆる経典が中国語に翻訳されて、日本にも入っておりました。いうなればそれらは仏教の古典ともいうべきものです。ところが日経と金剛頂経は、まだ誕生して百年余りしかなっておらず、インド仏教においては、最も新しく体系づけられた教典であったわけです。皆さんは密教は、古い教えだと勘違いされておられるかもしれませんが、禅、浄土、華厳といった経典よりも、ずっと新しいものであります。

その特徴は、一つには、従来のインド仏教からバラモン教、ヒンドゥー教の神仏をすべてまとめあげて大日如来の分身と位置づけ、曼陀羅に表現したこと。二つには、真言を唱えれば不思議な力が得られて煩悩から解き放たれること。三つには、諸尊を印契で表現したこと。四つには、護摩や灌頂といった修法を確立したこと、などが挙げられます。

手で、印契を結び、口に真言を唱え、心を仏の悟りの境地に置けば、仏の身口意の三密と行者の身口意の三密とが加持感応して、その生身のまま仏になれて、現世においてあらゆる願いがかなうと説いたのです。これをお大師さまは、あたかもこちらの器からあちらの器へと水を移すように吸収されたと表現されております。

密教の寺へ行かれますと、胎蔵界と金剛界の二つの曼陀羅がありますが、慈悲と知恵の両方を「不二」、つまり同じものだと合体させまして、日本に密教として伝えられます。お大師さまはまた、慈悲と知恵を物質と精神というようにも解釈されます。これは後にデカルトが確立する「二元論」、すなわち人間は肉体と精神からなるという哲学ですが、すでにお大師さまによって、九世紀初頭には確立されていたことになるわけです。もしも日本が国際的に開かれていたならば、デカルトの「二元論」は、弘法大師の哲学に置き換えられていたでありましょう。

加持が起こす不思議な現象

以上のことをご説明いたしますと、仏教が起きた当初は、因縁によって生じる「苦」から脱却することを主眼として、呪術的な神秘を否定的にとらえてきたのが分かります。しかし、どうもそればかりではないと再認識するわけです。例えば、真言密教では、お加持を行います。加持祈祷の加持です。

十年ほどまえの話ですが、正月の三が日に、ある大学で教鞭をとっておられる女性が友人に抱えられて私の寺へやってこられました。お話を伺いますと、年末に足の膝が痛くなって病院に行ったそうです。軟骨ができていて歩くと痛くて仕方がない。病院の先生に正月明けたら手術しましょう、といわれて家に戻ったのだそうです。

ところが、正月になったら歩けなくなってしまいました。トイレまではって行くありさまですから、電話をかけて友人に相談したところ、私の寺ならば新年の行事をしているから行ってみたらどうかと。学者ですから、そんなおまじないが効くはずがないと思われたそうですが、とにかく効かなくてもともとだと、私の寺にやってこられました。

私は、だいたいこの程度ならば三回もあれば治る、と申しあげてから、お加持によって立って歩いて帰られました。正月も明け、病院で手術前のレントゲンを撮ってもらいますと、いままで写っていた軟骨が消えておりました。なぜ、効いたのか私にも分かりません。しかし、レントゲン写真には写っておりませんし、その後、その先生は普通に歩いておられるわけですから、治ったとしか言いようがありません。

また、こんなこともありました。女子大生でしたが、乳房にできた固い塊が、乳癌の疑いを持たれたのです。バイオプシーを受けますと、やはり怪しい。病院で早いところ手術をしましょうと言われ、ショックを受けて家に戻って参りましたところ、私の名前を聞きつけて相談に来られました。私は医者ではありませんので、これが治るかどうかはわかりません。乞われるままにお加持をしましたところ、コリコリとしていた塊が消えてしまったのです。しかしもしも潜伏していたら大変ですから、もう一度検査を受けたのだそうです。そうしますと、レントゲンにも写りませんし、血液をとって検査いたしましたが、それらしい兆候も見当たりませんでした。いまでもその女性は、元気にやっておられますが、こういう不思議な現象が起きるのです。

なぜ、このようなことが起きるのか私にも分かりません。しかし、こういう神秘的な世界があるのです。こう申し上げますと、みなさんはフランスのルルドの泉を思いだされるかもしれません。私は、写真でしか見たことがございませんが、洞窟の中の泉のそばにマリア像が立っておりまして、松葉杖や義足、コルセットといったものが山と積まれております。

今から百四十年ほどまえ、ある少女の前にマリアさまが現れ、以来その少女は、色々と不思議な霊力を持つようになりました。そして、その泉の水を身体の悪い部分につけると治るといわれるようになりました。カトリックでは、その地を巡礼の聖地として、今でも信仰を集めております。

もしも、これがまやかしの迷信ならば、百四十年もの間、大勢の人々が騙され続けるはずがありません。おそらくお医者さんや科学者が水質検査をしたり、実際に試してみたりしているに違いありません。それでもって薬効があるかどうかを確かめられる性質のものではありませんが、やはり何かがあると考えたのでありましょう。ひきもきらず世界中から身体の悪い方がつめかけるのです。もう一つだけ、私の経験を申しあげておきます。このあとで、お大師さまがどのように不思議な現象を理論づけておられるかをご説明いたします。

これもずいぶんと古い話でございますが、不思議な体験ですのでお話しておきますと、ピアノ教室に通っていたお子さんが、目が見えなくなったといって相談に来られました。それも楽譜の右上の部分だけが見えないというのです。ところが教科書は、何不自由なく読めるのです。眼科をいろいろと回るのですが、異常なしと言われたり、失明するかもしれないと診断されたりとまちまちです。お父さんが弱視なものですから、お母さんとしても心配です。楽譜だけ見えないということは、ピアノの練習が嫌で見えなくなっている可能性もあります。そこで心因性のものかと心理学の先生にも相談にいかれたそうです。結局は、原因が分からず、私のもとに相談に来られたわけです。

私がお加持をしておりますと、その坊やは突然に「治った」と言うのです。坊やが言うことには、目の周りに黒い点々が集まってきまして、それがパッと弾けるような感じがしたというのです。私には、その感覚が分かりませんが、楽譜を見せますと、やっぱり見えるようになっておりました。まったく不思議なことが起きるものです。

人間の肉体に宿る仏性

このお加持というのは、加被力と功徳力、そして法界力が合体して功徳が現れる、というようにお大師さまは説明されております。最初の「加被力」というのは、仏が人を救いたいと願う力のことです。これは、人間の内部にある仏性、すなわち宇宙のエネルギーを解放させる力をいいます。「功徳力」といいますのは、行者や信者さんが救いたい、救われたい、と強く願う力のことです。心から救われたいと願う心が仏に届く。そうして、宇宙に遍満するエネルギーである「法界力」を呼び込むのです。

これを「三密加持」といいます。三密といいますのは、密教の特徴でも述べましたが、身・口・意をいいます。手に印契を結び、口に真言を唱え、そうして真剣に祈る。そうすることでこの身を仏と成す。この神秘体験は、本を読んだり人から聞いただけでは理解できないものです。もちろん、本を読んで勉強することは大切ですが、それだけではないということです。

これはあるお医者さんの例ですが、近所のお子さんが腹痛を起こして高熱を発して危篤だということで夜の往診を頼まれます。とりあえず、解熱の注射を打ち、これはと思う治療を施しましたが、なかなか熱が下がりません。ご近所のお子さんですから、そのお医者さんも何とか治してあげたいと願うのですが、治療の効果が現れません。様子を見てからと、いったん家に戻りましたが、またも電話がかかりました。前よりも一層、苦しそうだというのです。手を尽くしておりますから、これ以上続けて解熱の注射をうつわけにもいかず、さりとて薬を調合するにも原因が分かりませんからそれもできません。何とか治ってくれませんと、ヤブ医者にされてしまいます。そのお医者さんは、患者さんの枕元に坐って、痛いというおなかに手を当てて、必死に願ったそうです。そのうちに痛みを訴えなくなりまして、熱が下がり始めました。ご自分の経験ではこんなに遅く薬が効き始めるはずがない。やっぱり「手当て」というように、患者さんのおなかに、手を当てていたから効果が現れたのだろうか、と思われたそうであります。

もちろん、薬も効いたのでありましょう。しかし、すぐには効果が現れませんでした。そこで手を当てて必死に祈る心が相手に伝わった、つまり、知らず知らずのうちにそのお医者さんは、お加持をしておられたわけです。これはお医者さん自らが私に語ってくださったご経験ですから、そのままお伝えしているにすぎません。

こういうことが実際にあるのです。非科学的だと切り捨てるのは簡単です。しかし、人間の身体の中で何が起きるのか、まったく分からないこともあるのです。治療もしないのに癌が消えたとか、知らないうちに結核が治っていたとか、みなさんも経験があろうかと思いますが、人間の肉体ほど不思議なものはございません。ですから、人間には仏性があるといっております。仏性ということは、もともと仏だったということです。

そのために、仏教では行をいたします。座禅とか千日回峰行、念仏行と、いろいろな行法がございます。密教では、求聞持法とか護摩法、阿字観法というのもございます。その目的は、この身を仏と成す、「即身成仏」といいますが、仏となって救いをなすわけです。

お大師さまが虚空蔵菩薩の「霊応」を感得されましたように、行をすることで霊験を獲得し、その力を衆生の救いに役立てるのです。

因縁によって起こる病気

私は、百万枚の護摩行をするまでは八千枚の護摩行をやっておりました。これは、菜食をして真言を数十万遍繰り返しまして、その後、一昼夜断食をして護摩木を八千枚焚くという行ですが、これをすれば、心に願うことがかない、飛ぶ鳥を落としたり、川の流れを止めたりする力が得られるというものです。鳥を落としたり川をせき止めることは私にはできませんが、それぐらい霊力がつくというのであります。

これは古老が私に教えてくれた話ですが、私の曾祖父は、鳥を落とす名人だったそうです。木の枝に止まった鳥に念を送りますと、鳥は動かなくなります。その枝を折って花活けに差してもまだ、止まったままだったそうです。この噂を聞きつけた他の行者がやって来まして、あれを落としてみろと、松の木に止まった鳥を指して言います。曾祖父が少し念を送りますと、その鳥は落ちません。よく見ますと、青銅でできた鳥のようです。そこで強く念を送りますと、それがカラカラと落ちてきたといいます。

私の母も大変に霊力の強い人でした。行に明け暮れる一生を送った人でありますが、死の間際に、私の娘の婿に「あんたに酒が回らなくて済まないことをした」とあやまったそうです。その場では何のことか分かりませんでしたが、葬式のとき、その婿さんの前に酒が回ってきましたが、もう徳利は空になっておりました。おそらく母は、生前に自分の葬儀のさまを見ていたのでしょう。それを前もってあやまっていたのです。

こういう不思議な現象が周囲では頻繁に起きておりますから、これを奇跡だとか神秘だとか言っていられません。当たり前のことなのです。

では、「医者いらず」ではないかとよく言われます。ところがお医者さんやお薬は必要であります。お大師さまは、怪我や骨折、また外から入ってきた病気といったものは医師や薬によって治し、因縁によって内側から起きる癌を加持や祈祷によって癒すとおっしゃっておられます。お大師さま自らも、中国で漢方を学んでこられました。日本から留学した学僧のことごとくが、医薬品や健康食といったものを導入して、施薬院とか薬師寺といった寺を建立して病人の治療に当たったのであります。ですから、加持祈祷といったものは、医学の否定ではありません。しかし、現代医学がすべてではない、ということは言えるのでありましょう。

心を通じることの大切さ

そこで再び人間の身体について考えてみましょう。先ほど、人間は肉体と精神からなっているという「二元論」について触れました。実際に肉体と精神が分離独立しているかと申しますと、密教ではそうではありません。ともに大日如来に集約されるのです。肉体も大日如来であれば、精神もまた大日如来なのです。そうしますと、人間に起きる不思議なことが仏の所作だと、そう解釈すれば、とりあえず納得できるわけです。

よく「以心伝心」と申します。心をもって心に伝える。「噂をすれば影」という言葉もあります。噂をしている相手が突然に現れたり、連絡をよこしたりいたします。みなさんも経験されたことがあるでしょう。

この「心」というものは、大変に興味深いものです。姿形はありませんが、すべての行動に影響を及ぼします。病院に患者さんがやってまいりますと、お医者や看護婦さんは、第一印象を持たれます。嫌な患者さんだと思いますと、やっぱりいつかは衝突したり気分の悪い思いをいたします。これは「心」と「心」のぶつかり合いなのです。

時代小説などに「殺気」という言葉がでてきます。暗くて相手が誰かは分かりませんが、人の気配から危険を感じるわけです。これが「心」の所作・作用なのです。知らず知らずのうちに人間は、相手の心と交信しているわけです。相手が自分に好意を持っていれば、それを好意だと受信することができます。しかし、敵意を持っていれば、相手も危険を感じる。人を呪えば、必ず相手に届きます。呪いほど簡単なものはありません。ただ、呪えば、その呪いを解く方法を知りませんと、自分のもとに跳ね返ってまいりますから、容易に使うわけにはまいりませんが、そういうこともできるのです。

心というものは、そういった働きがあるのです、周波数が合っていれば、相手を理解できますが、そうでないと受け付けない、発信機と受信機のようなものです。

どうして通じ合えるかと申しますと、お互いが仏だからです。しかしながら、オギャアと誕生いたしましてから、いろいろな煩悩に邪魔をされたり、違った環境で育てられたりいたしますから、ものごとの見方や考え方が異なってまいります。厳しい環境で育った方は、ものごとを厳しく見ます。のんびりと育った方は、どこかおっとりとしております。こうした違いのために、同じものを見ても同じように受け止めない。みんな画一的ではないのです。そうした考えの違いから「心」の行き違いが生じるのであります。

しかし、同じ娑婆に暮らしているのですから考え方の違う人ともうまくやっていかなければなりません。医師の方は、一日に大勢の患者さんと接しておられます。中には、周波数の違う人もやってまいります。こういうときに、周波数を相手に合わせるのです。そうしますと、相手もみなさんの周波数に合わせてまいります。お互いが胸襟を開くというのは、こういうことなのです。両者が心の歩み寄りをするわけです。

神秘は心の所作から起こる

では、どうすれば相手に歩み寄ることができるかが問題です。

密教では、「四摂事」といいますが、布施・愛語・利行・同時をいいます。これは僧侶が衆生を導くに当たって必要な四つの徳目であります。「布施」とは、物や知識を施して相手を救うことをいいます。「愛語」とは、やさしい言葉をかけてあげることです。「利行」とは、相手に利益を与えてあげることです。「同時」とは、相手の身になって考えてあげることです。この四つの徳目を僧侶に課しているわけですが、これは医療にとっても必要な徳目であります。治療行為は、相手に知識でもって身になってあげることなのです。こうすれば相手は必ず胸襟を開き、治療効果も上昇するでありましょう。これは「行」でありますから、陰日向なく勤めることによって、やがて心から湧きいずるように、四つの徳目が実践できるようになります。

解剖学者の養老猛さんは、「脳」の働きによってこれらを説明しておられますが、密教では「心」を大切にすることで社会を良くし、人間関係を潤滑にし、この世を極楽にしようと教えております。神秘もまた、仏の「心」の所作として受け止めてくださるならば、いろいろな難問も解決するでありましょう。神秘を生きるということは、仏として生きることです。そうすれば、神秘は特別な現象ではないとお分かりいただけるはずであります。

第五章　二十一世紀の密教が医療に果たす役割

日本での仏教者の使命

「戦争の世紀」と言われる二十世紀も、残すところあと一年足らずとなりました。本来なら、新しい世紀に向けて大いなる夢が語られる時期ですが、日本は混迷の世紀末を迎えており、未来を語る余裕がないという感じがいたします。

バブル崩壊以後、日本経済はガタガタになり、大手の銀行、証券をはじめとする大企業の破綻が相次いでいます。その一方では、政界・官界・財界の癒着構造が明るみに出され、日本の戦後の高度経済成長路線が底の浅いものであったことが明らかになりました。さらに、戦後の日本社会の精神的荒廃を象徴するようなオウム真理教事件が起き、青少年による凶悪犯罪もあとを絶ちません。

教育現場の荒廃も年々深刻化しているようです。

こうした平成日本の現状は、まさに「国難」といっていい状況です。日本は亡国の危機に立たされているのであります。この状況をいかに克服していくかが、二十一世紀の日本を左右すると言っても過言ではありません。私は、この「国難」を乗り切るためには、政界や財界のリーダーたちが、日本人の底流に流れる伝統的な理念や美徳を再認識し、それを軸に新しい国づくりに取り組む以外にないと考えています。

そして、その場合、私たち仏教者も大いなる使命感を持って、新しい国づくりに貢献する必要があります。戦後日本の精神的荒廃の原因は、日本人がモノに執着するあまり、日本人本来の心・精神を忘れたことにあります。それは反面、宗教家とりわけ仏教者が、人々に御仏の心を説き、人々に救いをもたらすという役割を果たしてこなかった、ということでもあります。

私は、二十一世紀の新しい国づくりには、仏教の復権、仏教者の奮起が欠かせないと考えています。私自身の立場から言えば、密教の中にこそ新しい日本をつくる智慧がつまっていると確信しています。ここでは私のそうした思いに沿って、お話しさせていただきたいと思います。

仏教者が自信と人格的パワーを持つために

昨今の仏教は葬式仏教になっていると、よく言われます。檀家制度が定着しているもとでは、檀家の葬式と法事を勤めていれば、お寺としては安泰です。しかし、檀家制度が出来たのは江戸時代のことで、それまでの仏教者は率先して大衆の中に入り、大衆の救済に努めていたのです。それは、空海、最澄、親鸞、道元、蓮如といった先達たちの足跡を振り返ればわかるのですが、今日の日本仏教を見てみますと、檀家制度があったればこそ今日まで仏教が交流してきたことは確かですが、一方では檀家制度が仏教および仏教者のパワーを失わせたという人も出てきたのだと思います。

また、日本の仏教は、あの明治時代初期に行われました廃仏毀釈によって、多大な苦難の道を歩むことになったという見方もあります。

しかし、廃仏毀釈によって、たとえ零落したとは申しましても、仏教が徹底的に廃絶されたわけでもなく、また新しい仏教を切り開こうとした先人たちの努力を、明治以降の仏教者自身が否定したような経過もあり、必ずしも世の中のせいにすることで、仏教者自身の怠慢を正当化できるものでもありません。

明治時代の末、十九世紀末は、西洋でも東洋でも、不安に揺れながら世紀末を迎え、新しい物質文明へと突き進んでいったのであります。そのとき、宗教には、何ら為す術がなかったかどうか。そのことは、今考えておきませんと、再び同じような結果が生じるのではないかと心配しております。

十九世紀末に起きましたマルクス主義は、やがて一九一七年のロシア革命において、ロシア聖教の弾圧となって表れました。共産主義の萌芽は、十九世紀末に起きており、まさしく二十世紀は、ソビエト・ロシアの誕生と崩壊に象徴されています。中国と北朝鮮、また他の一部に共産並びに社会主義を掲げている国々がありますが、人々の関心が富の平等化・均等化という価値観に移ってしまいました。

共産主義や社会主義に染まらなかった国々では、資本主義が幅をきかせて、ここでも物質偏重を生み出しました。イギリスで起きた産業革命から百五十年の間、人間性は二の次となり、十九世紀末は、まさしく不安と混沌の中で、誰一人として救いの宗教をうち立てられなかったわけであります。

いずれにしましても、明治以降、仏教者自身が政府におもねて衆生の救いを放棄してきた経緯が、今日の仏教の衰退を招いたともいえ、その結果として、現代のオウム真理教などに代表されます新宗教、言うなれば得体の知れない新・新興宗教の誕生につながるのであります。これら新興宗教の繁栄は、民衆が仏教離れをしているのではなく、常に衆生が救いを求めていながら、正しい法門に導かれていないことの証左であります。

若者が仏教離れをしているのではなく、既成の仏教者が怠慢ゆえに、今日の衰退を招いていると考えなければならないのです。だから今こそ、私たちは、新しい世紀を迎えるに当たって、真剣に二十一世紀の密教はどうあるべきかを考えておかなければならないのです。

仏教はもともと苦悩する衆生を救済するところからスタートしているのです。お釈迦さまに有名な「四門出遊」の逸話があります。王家に生まれ、宮殿の中で暮らしていたお釈迦さまは、ある日、宮殿の東西南北にある四つの門から外へ出て、衆生の苦悩を知るのです。老人を見て老いることの苦しみを知り、病人を見て病気になる苦しみを知り、死人を見て死の恐怖を知り、修行者を見て衆生を救う道があることを知ったお釈迦さまは、王様になる道を捨て、衆生救済を目指すわけです。

衆生の救済が仏教の原点であれば、仏教者は大衆の中に飛び込み、大衆から評価されなければ、本当の意味の宗教家とはいえないのです。私は日頃から、宗教家とは「教えの宗家」だといっています。本来、仏教者は相手が政治家であろうと、財界人であろうと、医学者であろうと、科学者であろうと、堂々と自分の考えを披瀝し、相手に「なるほど」と思わせるだけの自信と人格的パワーを持たなければならないのです。

仏教者が自信と人格的パワーを持つためには、やはり大衆に救いをもたらすという強い信念のもとに、厳しい修行に励む必要があります。弘法大師空海も、官吏を目指して大学に入られたのち、一人の沙門と出会われたのをきっかけに、衆生救済のために出家の道を選ばれ、数年間、深山幽谷や断崖絶壁で厳しい修行をされています。その修行中に、室戸岬で明星が口に入るという神秘を体験されたことによって、御仏の心に開眼されたのです。そして、自信と確信を持って唐へ渡り、密教を持ち帰られたのです。若き日の厳しい修行体験がお大師さまの原点になっています。

必要なのは寺の受け入れ態勢

いずれにせよ、厳しい行を続けることが、大衆を救うことにつながり、「教えの宗家」としての自信と人格的パワーを身につけることにつながるのです。行をおろそかにしていたのでは、結局、衆生救済もできなければ、「教えの宗家」にもなれません。仏教者が新しい国づくりに使命を果たすには、日々、厳しい行をきちんと続けることが先決です。

私の体験から言えば、厳しい行をしておりますと、体質が変わってまいります。まず、食生活が変わってまいります。私は、小さいときから肉を食べたことがありませんが、嗅いだだけでも苦しくなってきたりします。酒類も乾杯程度しか飲めなくなりました。昔は、ウィスキーのボトルを軽く空けたものですが、今ではあまり飲みますと、頭痛がするようになりました。

昔のお坊さんは、熱心に行をした。だから、肉や酒を遠ざけても、ちっとも苦痛ではなかったのです。行をすれば、肉体も変化するのです。私の弟子たちも火に強くなっておりますから、どなたでも精進次第で大行ができるようになるのであります。

五、六年前のことでありますが、東京の著名人を集めた仏教研究会で法話をさせていただく機会がありました。そのとき、「お釈迦さまは、苦行をせよとは教えておられないが、どうしてそのような厳しい行をするのか」という質問を受けました。

私は、質問には答えずに、笑っただけです。それが答なのです。確かにお釈迦さまは、苦行林で死ぬような行をされた結果、苦行は死に対する恐怖が先に立って、悟りにはほど遠いものであったとおっしゃっております。その質問者は、それを念頭において問いただそうとしたのでありましょう。

しかし、お釈迦さまのお話を額面どおりに受け取ってはいけません。自らの修行と、他人に薦める行動とを分けて考えておられるのです。お釈迦さまが里におりて菩提樹の下で悟りを開かれたのは、この苦行の末の悟りであって、その経過を省いても悟りが得られたというわけではないのです。ただ、一般の人には、ご自身の悟りを実践すればよいとおっしゃったのであって、行者は、すべからくお釈迦さまの後を追い、そうして自分の悟りを得なければならないのです。仮にたどりつく結果が同じでも、経過を知って経文を読むのと、知らずに暗記するのとでは、内容自体が変わってくるからであります。

そうでなければ、仏教諸宗派が行っております座禅、千日回峰、念仏、護摩、求聞持、阿字観といった行法は、決して誕生しませんし、受け継がれもしなかったはずです。お釈迦さまの悟りから二五〇〇年もの年月があったわけですから、無意味であれば各種の行法は、途中で消えていたはずであります。しかし、伝統として受け継いできたのには、やはり行には行の功徳があり、それによって新しい悟りの境地が得られるからです。だから連綿として秘法として伝えられたのであります。

しかしながら、質問者に、縷々経過を説明するよりも、仏教を研究していくうちにご自分で悟られる。笑って答えておくのが、将来、その質問者が気づかれて、別の結論を導き出される可能性もあります。そういう自助努力の点を残しておいてあげる方が、結果的には良心的なのであります。

これは、寺へお参りにおいでになる方と同じでありまして、お参りに来る気になっていただくだけでもありがたいわけですから、何かを得て、満ち足りた気分でお帰りいただくわけです。私は、行に遭っていただくだけでも構いませんが、ご本尊さまのありがたさと功徳、そして、お大師さまの教えをお伝えして、みなさんに満ち足りた気分でお帰りいただくのです。これは相手に軽重をつける差別ではありません。一度で理解に至らなくても、順次奥義を深めていただくこともできればよろしいわけで、急ぐ必要はないわけであります。また、野次馬気分の人でも、おろそかにはしません。こういう人の中から修行をしたいという人がおられるかもしれませんし、仏典に興味を持たれる人が現れるかもしれないのです。要するに、寺へおいでいただくことが大切であります。

しかし、こういうことは、普通の寺ではなかなかできません。第一、信者さんと接する時間からして違います。私は百万枚の護摩行をしている最中でも、一日たりともお加持とご相談を休んだことがありません。必ず、行の後、一服してから、ご相談の時間をとっておりました。もちろん、百万枚の護摩以外の日も、毎日護摩を焚いておりますから、行の後シャワーを浴びてから食事をしまして、夕方まで、信者さんのご相談に応じております。

ここが肝心であります。空しく来て、満ち足りて帰っていただくには、信者さんと接しなければなりません。寺へ来るのは、何かの悩みを持ってこられるのです。その悩みに応じてあげなければ、来る意味がない。これは当然のことでありますが、なかなかできるものではありません。しかし、やればできるのです。そのためには、寺が受け入れ態勢を常にとっていることです。

百萬枚護摩行までの道のり

ところで、私の家は鹿児島で五百年ほど前から続く行者の家系で、私は十八代目に当たります。真言宗に籍を置くようになったのは私の父の時代からで、それまでは寺を持たない、山岳修験行者の家としてやってきました。寺を持つと檀家の世話をしなければならないので、十分な修行が出来ない、というのが寺を持たなかった理由のようです。

行一筋に生きていた私の先祖の中には、曾祖父のように、ピンポン玉ぐらいの団子一個と水だけで、絶海の孤島で二十一日間の修行を行ったり、竹に止まっている雀に念を送り、生きたまま枝ごと家に持ち帰ったという先祖もいたようです。数年前になくなった私の母も、勉強もしていないのにロケットの仕組みがわかったり、行ったこともないアメリカの町の道がわかるという、不思議な力を持っていました。そうした力は生まれもった素質もありますが、厳しい行によって養われたと私は考えています。

私はそういう行者の家に生まれましたから、二、三歳の頃から、毎朝、境内にある観音さまや弁天さまなどの仏像にお茶と水をあげ、線香を焚くことを日課にし、古老たちから祖父たちの話を聞いて育ちました。物心ついた頃には、仏像にお茶や線香をあげながら、「どうぞ僕を日本一の行者にして下さい」と祈っていました。

そして、父からは、険しい崖を背に、前に刀を立てて坐禅を組む「刀岳の禅」など、行者としてのスパルタ教育を受け、小学校に入学する頃には、父が子供用にアレンジしてくれた本物の護摩行をするようになっていました。学校から戻ると、護摩木を焚く父の横に座り、寺のご本尊の不動明王に向かって、のども張り裂けんばかりの大声で読経をし、真言を唱えるのです。それが二、三時間も続くのですから、小学校の私には、まさに苦行でした。

そうした苦行を続けているうちに、子供ながら、いくつかの不思議な力を自覚しました。父と一緒に托鉢に行った先の家の様子が、行く前から、手に取るようにわかったり、寺に遊びに来た友達のトビヒが、手で撫でてやっただけで治ったりしました。また、激しい行の後に、大空いっぱいに御仏のお姿を見たのも、その頃でした。私は子供心に、自分には一種の法力が備わっていることを自覚し、それを人々の救いのために生かしたいと祈るようになりました。

その後、私は地元の高校から高野山大学に入りましたが、大学時代は相撲と日本舞踊・宗教舞踊に明け暮れ、行の苦しさからは解放されていました。それに伴い、法力によって人々を救うという祈りも、頭の片隅にあっても、半ば忘れかけていました。

私が本格的に行を始めたのは、高野山大学卒業後、「戦争の無い・失業の無い・税金の無い」社会を目指した「三無思想」を掲げたクーデター未遂事件の末端に連座して逮捕され、失意のうちに鹿児島に帰ってからのことです。私は二十日間の拘留中、憑き物が落ちたように冷静で、「自分がこういう境遇に至ったのは、行を忘れたからだ。自分には先祖代々伝えられた法がある。これからはどんなに苦しくとも、行者の道一筋に歩いていこう」と、心に誓ったのです。

しかし、鹿児島に帰っても、私は勘当の身で、鹿児島市内に三畳一間を借り、白い半紙を貼ったリンゴ箱に、宗教舞踊全国大会で総長賞でいただいた小さな弘法大師の厨子を乗せて、毎日午前二時から八時まで行をし、その後は托鉢に出るという生活からスタートしました。托鉢といえば聞こえはいいのですが、実際は乞食そのもので、犬猫同然に追い払われたり、箒で追われたり、十円玉を投げつけられたりしました。悔しさのあまり、狭い部屋で一人落涙したこともあります。しかし私は、「正しく真剣に御仏を拝んでいれば、御仏は必ず私の歩むべき道をお示し下さる」と信じて、日々、行に明け暮れました。

そのうちに父の代の信者さんが母との間をとりなしてくださり、私は寺に戻ることができました。寺に戻ってからの私は、以前にもまして行三昧の毎日を送りました。毎日午前一時に目を覚まし、身体を清め、身支度をして、午前二時から行に入ります。まず、護摩壇に上がり、不動法を行った後、ひたすら読経に打ち込みます。午前六時頃になると、護摩行に入り、それが終わると、休む間もなく、信者さんたちの加持祈祷を行い、その後、真言密教の教理の勉強をしました。

毎日の睡眠時間は四、五時間、くたくたの毎日でしたが、その疲れは少しも辛くはなく、むしろ快い疲労でした。私の人生には行しかない、やっと自分本来の生き方を手に入れることができた、と心の底から自覚したとき、目の前がパッと開ける思いがしました。振り返ってみれば、私の人生が順調に動き始めたのは、その頃からです。

真言密教の荒行に八千枚護摩行があります。二十一日間、生の野菜と果物、水以外に何も口にしないで、毎日三座護摩を焚き、その間に一座につき不動真言を五千回繰る、そして最後の日に八千枚の護摩を焚くという行です。ほとんど不眠不休になります。

真言密教の行者でも一生に一度やれるかやれないかという八千枚護摩行を、私は八十回以上やっていますが、四、五回目のとき、一度だけ、最終日の八千枚護摩の最中に、焦熱地獄の苦しさに耐えかねて、意識を失ったことがあります。一緒に行をしていた弟子や信者さんが、慌てて私を助け起こそうとしたとき、一心不乱に不動真言を唱えていた母が、「苦しかったら、ここで死ね！　行場が行者の死に場所だ！」と、私の耳元で怒鳴りました。

　意識がもうろうとしていた私は、その母の声を遠くに聞いて、気を取り直し、最後まで行を続けました。その時の母の一喝は、今でもはっきりと耳の奥に残っています。

　昭和四十年代に、自分の寺・最福寺を持ってから、日々の行を続ける傍ら、桜島や台湾で大柴燈護摩を行ったり、ハワイやシベリアで戦没者の慰霊を行ったりしていますが、忘れられない思い出は、平成元年に百萬枚護摩行を成満したことです。

　平成元年二月四日から、毎日一万八百本添護摩木四千本ずつ、百日間連続で、合計百八万本添護摩四十万本の護摩を焚きました。前人未踏の百萬枚護摩行を始めるに当たり、私は、御仏が必要だと思われれば、成満させてくださるだろうし、そうでなければ途中で死ぬだろうと覚悟を決め、私が途中で死んだ場合の後継者を決めて行に入りました。

百萬枚護摩行を続けていく中で、私はいつしか、えもいわれぬ世界を体験しました。目の前に天井に届かんばかりの炎が立っているのに、暑さも苦しさも少しも感じないのです。そればかりか、全身の感覚が冴え渡り、きわめて自然に真言が口から出て、完璧なリズムで護摩木が手を離れていきます。そして、とても気持ちが良く、周りにはかぐわしい花が咲き、仏さまがたくさんいらっしゃるような感じになりました。

私は一瞬、曼荼羅の中にいる感覚にとらわれました。自分の中に御仏が入り、御仏の中に自分が入った、とでもいう感覚でした。私はその時、大宇宙・大生命体である大日如来の鼓動と私のリズムが共鳴したことを実感し、私の体内の細胞が一斉に目覚め、呼吸をするのを感じました。

そして百萬枚護摩行の最終日、本堂から境内にまで溢れた信者さんたちが唱える真言に励まされるようにして、最後の一万八百枚の護摩供を勤めあげました。その最後、真言と太鼓の音が最高潮に達し、私の護摩を焚くリズムと完全に一致した瞬間、護摩壇に七色の光が溢れました。そして私は確かに見たのです。妙なる音楽が流れるなか、御仏が金色に輝きながら近づいてこられ、慈悲深いお顔で微笑まれるのを——。

今にして思えば、そのときの私の体験は、お大師さまが室戸岬とか大竜ケ岳などで体験された神秘に似たようなものだったのかも知れません。いずれにしても、私は百萬枚護摩行を成満したことにより、御仏の教えをさらに深く知ることができ、以前にも増して人の生命がいとおしく感じられるようになりました。

アンテナを磨いて光り輝く仏教者になる

仏道修行とは、衆生を煩悩から救うために、自己の煩悩を否定し、それと闘うことです。その結果、修行者は御仏の慈悲をいただき、衆生を苦しみから救うことができるのです。御仏は苦しい行そのものに力を与えて下さるわけではありません。悩み苦しむ衆生を救いたい一心で苦行に耐える心が、御仏の大いなる慈悲心に感応して、衆生救済の力を与えられるのです。私は百萬枚護摩行を経て、行の真髄はそこにあるのだということを悟りました。

御仏の慈悲や智慧は私たちの周りに遍満しています。衆生の救済を願って一心不乱に行に励めば、その御仏の慈悲や智慧がいただけるのです。その御仏の慈悲や智慧は、苦しい行をやり遂げた行者だけがいただけるのではなく、どの分野においても、日々、我を忘れて世のため人のために努力している人たちも、知らず知らずのうちに御仏の叡知をいただくことができるのです。行や日々の鍛錬の本質は、そうした御仏の叡知に感応できるまでに、自分のアンテナを磨くことだと思います。

先ほど、百万枚の護摩の最後の瞬間、護摩壇に七色の光が溢れたと申しあげました。私は、私たちの行にしろ、研究にしろ、仕事にしろ、世のため人のために、それを徹底的にきわめた人は、光に包まれて見えると確信しています。西洋には霊光（オーラ）という言葉がありますが、私がいう光はそれに似たものです。物事をきわめた人の身体からはオーラが発しているのです。

仏像にはほとんど光背が付いていますが、これはまさに御仏から発している光明のことです。「後光が差している」という場合の後光も、同じものです。私が七色の光の中に見た御仏たちも、金色に輝いていました。私は、御仏は光であり、御仏の叡知に感応した人が光に包まれるのは、決して不思議ではないと感じています。

私がまだ若い頃の経験です。行を終えてから街へ出ると、私の後ろから四、五人の見ず知らずの人がついて来ます。「どうしたんですか」と聞くと、逆に「あなたは何をする人ですか」と尋ねてくるのです。「私は風来坊で、何もしていません」と答えると、「いや違う。身体から光が出ている。お坊さんなら、どういう修行をされていますか」と言われました。早朝から護摩壇に上がり、読経と護摩行に没頭した八千枚護摩行の後でしたから、私自身にも達成感があり、それが私の身体に現れていたのでしょうが、「身体から光が出ている」と言われて、そのときは驚きました。

その後、何回か、私が行をしているときに光が出ていたとか、私が光に包まれて見えると言われたことがあります。また、私自身がその道一筋の人にお目にかかって、その人に光を感じたこともあります。ですから、最近では、世のため人のために励み、御仏の叡知に感応した人は、光に包まれて見えるのだ、ということを確信しているのです。

御仏の光はお互いに感応し合います。したがって、その道をきわめて輝いている人のもとには、自然に同じように光り輝いている人が集まり、いい情報がもたらされます。そして、お互いがさらに光り輝くようになります。また、光り輝く人は輝いていない人に対して良い影響を与えます。世の中には、その人に会うだけで気持ちが楽になり、幸せを感じるという人がいますが、そういう人は自分が気がついていないだけで、御仏の叡知に感応し、慈悲と智慧を合わせ持っている人だと思います。

仏教者はもともと悩める衆生に救いをもたらすことが務めであり、御仏の叡知をいただきやすい立場にあると言っていいでしょう。しかし、残念ながら多くの仏教者は光り輝いていないのが現実です。それはやはり、行をしていないからです。一生懸命お大師さまの教えを実践していなければ、御仏の叡知に感応するアンテナは作れないということです。御仏の叡知に感応できなければ、真に衆生を救うことはできませんし、大衆から評価されることもないのであります。

医学生と弟子、人生の選択の共通点

ところで、私は、医学生を前にして話をする機会が多いのでありますが、近頃の若い人は自分の家の宗旨も知らないような若者が多くなっておりますから、色々と工夫をしなければなりません。若い人たちは、先入観がないのは良いと致しましても、予備知識がありませんので、基本的なところから教えなければなりません。しかし、そうした若い人を相手としておりますと、逆にどういったところに関心を持っているのか、と言うことが分かってまいります。

私の場合、医学生が相手でありますから、一般の若者と違った面もあるかも知れません。しかし、彼らも彼らなりに良い医者になろうと懸命に努力しておりますから、私は、「優しさの実践」を『愛語』という言葉で説いたり、「奉仕

の精神」を『布施』というように、分かりやすく説きます。完全に現代語に置き換えますと、いざ仏典に接するときに理解できないような事態になりますから、その塩梅が難しいところであります。講義のあと、レポートを提出させますと、やさしく語り、そこに仏教用語を付け加えた部分に関心を持っているようであります。

私は、まず、お大師さまが、どうして真言密教にたどり着かれたかを説明いたします。お大師さまの大学中退から『三教指帰』の執筆、そうして長安での恵果阿闍梨との巡り合いにいたる経緯をお話しいたします。これは、若者に共通した人生の選択の問題点として触れておかなければなりません。そして『胎蔵界』と『金剛界』の教えを説きまして、その結果として「やさしさの実践」とか「奉仕の精神」などの結論に導くのです。そうしますと、時代に変革をもたらします偉大な人の思想とか考え方といったものを容易に納得させることができるのです。

布教の要は、この理解のしやすさであります。ひと昔前の布教は、何かと名調子で語ることに主眼がありまして、私自身も、そうした伝統を受け継いできたのでありますが、これが若者の仏教離れを引き起こしてきたような気がいたします。これは、時と場所、そして相手によって説教を変えなければならない、という考えにたどり着いたようなわけであります。

そこでまず、密教の教えをどのように伝えるかであります。

この問題は、相手によって大きく異なります。一般の人に向かって説く場合と、弟子に説く場合とでは、内容の程度が違って当然であります。

私の寺には、大学を卒業してから修行にくる若者が大勢おります。ほかにも、落ち着きがないとか、仕事がうまくいかないとか、重い病気にかかって、もう助からないと言われたとか、また、道を外したものが新たな道を求めてくる、といった目的のはっきりした社会人も大勢おりますが、動機はともかくと致しまして、寺の門を叩くのは、やはり自分の意志でやってくるようであります。

成人してから密教に関心を持ってくれることは喜ぶべきでありましょうが、これを叩きなおすには、ちょっと骨が折れます。本当は、幼い頃から寺に慣れ親しんでいただくのが一番でありますが、そうも言っておれません。

そこで私は、寺に来る人を二つに区別をしております。一つは、弟子になりたい人、もう一つは、ただ単に真言密教を知りたいとか、お参りだけの人であります。

前者の場合は、私の分身であり、大日如来の分身でもありますから、これは徹底的に鍛えてやらなければなりません。後者は、いうなればお客さんでありますす。空しく来たりて満ちて帰っていただければ、それで目的は達するという人であります。

ひとたび弟子となれば、私は心から怒ってやります。ゲンコツを食らわすこともあります。相手がヤクザであろうが、インテリであろうが構いません。間違ったことをしでかしたら、その場で怒鳴りつけてゲンコツを食らわせます。弟子をとるからには、それぐらい真剣に怒ってやらないといけません。

人間は、痛い目にあいますと早く覚えます。私は、高野山大学時代、相撲部にいた体育会系ですから、とにかくシゴいてシゴいて、シゴきまくって鍛えます。ほかの鍛え方もあるのでしょうが、私は、叩いて鍛えます。仏門の修行者は、遊びでやっているのではありません。とりわけ一旦弟子となったならば、それこそ責任をもって一人前に育てなければなりませんから、こちらも真剣にならざるを得ない。これが慈悲なのです。結局は、弟子のためになるのです。これは百回のお説教よりも効き目があります。

私の寺は、祈願寺でありますから、毎日全国から沢山の信者さんがお加持やご相談にやってこられます。護摩は、毎日やりますから、気を抜くところがありません。弟子たちの気持ちがたるんでおりますと大怪我をしますので、ここは注意を要する点であります。そうしますと、弟子同士が失敗のないように力を合わせます。お互いが助け合うのです。

現代っ子は、集団生活になれておりませんから、これだけでも変わってまいります。と同時に、ご本尊さまを大きな声で一心に祈らせます。太鼓を叩かせるのにも、一所懸命に叩かないと許しません。一所懸命になるから早く上達しますし、上達すれば信者さんたちが心から喜んでくださいます。その喜んでくだされる声が弟子の達成感にもつながりますから、やっぱり鍛えられたことを感謝するのです。気がついたときには、前とうって変わった人間になっております。手前ミソを言うようですが、寺へおいでくださった他の寺衆がおっしゃってくださるのですから、素直に弟子の誉れとして受け止めております。

本来ならみなさんにも、一度、鹿児島へおいでになって、私の行を見ていただいてからこうしたお話をさせていただきますと、端的にご理解いただけるかと存じますが、最福寺の護摩行は、天井に火が届くほどの大きな護摩で、まさしく人間の極限の気力と火との戦いでありますから、油断はできないのです。

道を見失った若者への言葉

さて、ご承知のように、お大師さまは「身口意」の重要性を説かれています。「身」は身体、「口」は言葉、「意」は意識です。つまり、衆生を救うためには、身体と言葉と意識を働かせなければならないということです。身体を動かすとは行を行うこと、言葉を動かすとは真言を唱えること、意識を働かせるとは瞑想することです。

真言といえば、不動明王の真言は「ノウマクサンマンダバザラダンセンダンマカルシャダソワタヤウンタラタカンマン」。虚空蔵菩薩の真言は「ノウボウアキャシャキャラバヤオンアリキャマリボリソワカ」というように、サンスクリット語の発音をそのまま引用していますから、普通の人にはチンプンカンプンだと思います。真言だけでなく、お経の意味が分かる人も多くはないでしょう。お大師さまが「長い真言」だと言われた有名な「般若心経」でさえ、その意味を理解して唱えている人は少ないと思います。

しかし、私は日頃から信者さんに対して、「真言にしてもお経にしても、意味がわからなくても、その背後に存在する御仏を信じて、心を込めて念じ唱えることが大事です」と説いています。真言やお経には宇宙のリズムが取り込まれています。ですから、御仏の力を信じ、一心不乱に真言やお経を唱えていれば、いつしか大宇宙のリズムと同調し、宇宙の本質、御仏の叡知に触れることができるのです。

先ほど申しあげましたように、私の寺には、道を見失い苦悩している若者がよく訪れます。私はそういう若者たちに、「あなたたちにはリズムがなくなっており、心がきちんとしていない。まず般若心経を二十一回唱えなさい」とアドバイスします。そうすると若者たちは「二十一回唱えると、どうなりますか」と問い返してきます。私は「あなたの口から出る声が響きとなって、宇宙の響きと融合し、その響きが光り輝いてあなたを取り巻くようになる。そうすれば、あなた自身が宇宙のリズムと一体となり、心がきちんとしてくるから、自分の正しい道を見つけることができる」と説いています。

要するに、真言やお経は理屈で唱えるのではなく、ただ無心に大きな声で唱えれば、自然に自分が輝いてくる、そういうものなのです。これは何も普通の信者さんだけにいえることではありません。日々、真言やお経を唱えている私たち仏教者にもいえることです。仏教者自身、宇宙のリズムに融合するよう、心を込めて大きな声でお経や真言を唱えることが大事です。

それぞれ自分、自分の寺の行、本尊については自信を持っておられると思いますが、私は私の寺の護摩行はどこへ出しても恥ずかしくないものだと自負していま す。それは護摩を焚く時間が長いとか、炎が大きいということもありますが、読経と太鼓のリズムに自信を持っているからです。私の寺の行のリズムは宇宙のリズムに同調しているのだと思っているのです。

先端医療が研究している加持や祈祷の効果

あるとき私の寺に、お母さんに連れられて自閉症の男の子がやってきました。病院へ行ってもなかなか良くならず、悩んだ挙げ句、私の寺に救いを求めてきたのです。ところが、私の寺に二、三日いる間に、その男の子は行に興味を示し、ついには太鼓に合わせて踊りだしたのです。太鼓や真言のリズムが、男の子が本来もっていた宇宙に感応するリズムを呼び覚ましたのです。そして、男の子の症状は見る見るうちに改善されたのです。

私のお加持によって難病がよく治るのですが、これも宇宙のリズムと無関係ではないと思います。加持祈祷を重視するのは、真言密教の特色の一つです。

加持は行者が行を行うことによって御仏と一体化し、御仏の力が行者に及ぶことをいいます。お大師さまも『即身成仏義』の中で、「加持の加は御仏の方から力が加えられること、持は行者がその力を受け止め持ち続けること」と説いています。

つまり、お加持によって病気を治すということは、行によって御仏と一体となった行者が、御仏の力を受け止め、御仏に成り代わって病気を治すということなのです。近代医学では信じられないことかも知れませんし、私自身もそのメカニズムについては、正直なところよくわかりませんが、実際にそういうことがあり得るのです。

先端医学の分野ではそのメカニズムの研究が始まっているようで、私もアメリカのある研究グループの研究対象になっています。アメリカでは医療費の天井知らずの上昇に歯止めをかけるため、医療機器や薬を使わない医療の研究が始まっているのだそうです。いずれ加持とか祈祷による医療が国際的に認められる時代が来るかも知れません。その場合でも、基本はやはり御仏の叡知に感応するための行だと思います。

私が先ほどから強調している「御仏の叡知に感応する」という考え方は、「この宇宙のありとあらゆる生命は、大宇宙・大生命体である大日如来から生み出されたものであり、もともと仏性を持っている」という真言密教の根本原理に由来します。

密教では「即身成仏」ということもいいますが、これも人間は大日如来の子であり、生まれたときから仏性を持っており、生きながら成仏できるという考え方です。この考えに即して言えば、行は内なる仏性を磨くためのものであり、加持祈祷は行者が御仏になりかわって、人がもともと持っている仏性を呼び覚ましてやるということになるでしょう。

このすべての生命には仏性が備わっているという考え方を、象徴的に表した言葉が「山川草木悉皆成仏」です。人間や動物はもとより、山や川も、草や木も、すべてが成仏するということです。この思想は自然との共生に通じ、二十一世紀の大きなテーマの一つである環境問題の基本理念となり得るものです。

弁財天を前にしての大欲の祈り

私は密教の宇宙観や生命観は、二十一世紀の世界をリードする理念になり得ると思います。密教のみならず仏教の思想には時代を超えて通用する部分が少なくありません。西洋主導の近代物質文明が行き詰まりをみせている中で、二十一世紀には東洋的な思想が世界の指導原理になるという見方をする人もいるほどです。

そういう時代状況において、私は日本の宗教家とりわけ仏教者の奮起を促したいと思うのです。考えてみれば、日本の伝統仏教は長い間、表舞台に立てない状況を余儀なくさせられてきたと思います。それは、仏教者側の怠慢もありましたが、国や社会から冷遇されてきた面も否定できません。とくに戦後は、仏教は儒教や武士道などとともに、戦前の忌避すべき倫理として否定されてきた面があります。

しかし、私は仏教、密教の中には人類共通の理念が織り込まれており、必ずや二十一世紀に世界の指導理念として脚光を浴びるときが来ると思っています。そのときに向けて、日本の仏教者は身口意をフル回転させて、御仏の叡知を世のため人のために生かす準備をしてほしいと思うのです。

日本全国の仏教者が、少なくとも真言密教のお坊さんたちが、きちんと行をし、真言を唱えて、御仏の叡知をいただく努力をすれば、その光が全国津々浦々を照らし、日本という国は大きく変わるのではないでしょうか。

かつての日本のリーダーたちは仏教者を師と仰ぎました。戦国時代の武将の中で、仏教に帰依した代表的人物として、越後の上杉謙信がいます。謙信は情実に篤く、信義を重んじ、他国の依頼を受けて援軍出兵する以外は、決して他国を侵略することはありませんでした。したがって後年、謙信は正義の戦いの聖なる将軍、すなわち「義戦の聖将」と讃えられました。

上杉謙信が「義戦の聖将」と讃えられた背後には、子供の頃から謙信を指導した天室光育、益翁宗謙という二人の禅僧の存在がありました。二人の薫陶を得て、上杉謙信は戦国時代を代表する名将となったのです。そして謙信は「心に物欲がないときは、心が広く体も泰然とする。心のわがままがないときは、愛嬌を失うことがない。心に私心がないときは、人を疑うこともない。心におごりがないときは、人を敬うことができる……」といった、御仏の心にかなった家訓を子孫に残しています。

昨今の日本の政界や経済界のリーダーたちに、「教えの宗家」としてアドバイスできる仏教者が何人いるでしょうか。仏教者が行を怠り、自信を持てないために、政財界のリーダーたちに御仏の心を説くことができない。だから、ますます日本のリーダーたちは御仏の心から遠ざかってしまうのです。これでは日本はいつまで経っても、国際的に尊敬を集める国にはなれないのであります。

いま、全国の仏教者が御仏の叡知をいただくことに目覚め、日々、行に励み、地元の政治リーダーや経済界のリーダーたちに自信を持って御仏の心を説けるようになれば、日本の政治も経済も御仏の光に包まれた、慈悲深い智慧に溢れたものに様変わりするはずです。そしてそれはいずれ世界の隅々を照らすことになるでしょう。

私はいま、桜島を対岸に望む寺の敷地に、木彫の仏像としては世界最大規模の、高さ十八メートルの大弁財天を招き、大佛殿を完成させることが出来ました。この大弁財天は、日本有数の仏師・松本明慶師の手になるもので、何百年に一度できるかどうかという作品です。おそらくこの大仏は、今後何百年も、桜島と対峙してこの日本を、世界を見守ることになるでしょう。

私は十月四日の入佛法要後、毎日、この大弁財天の前で日々の護摩行を行っています。今は白木の大弁財天も、早晩、護摩の煤で真っ黒になるでしょう。黒くなっても構いません。この大仏は観光用ではないのです。衆生救済と世界平和の祈りの場なのです。大弁財天が黒くなることは、それだけ私たちが祈りを捧げたことになろうかと思いますし、また、大弁財天が衆生救済のために働かれた結果と思っています。大弁財天のお顔が黒くなればなるほど、私たちの願いが御仏に通じると思っています。そして、私はこの大弁財天の光が世界に届くことを念じて、ひたすら護摩行に勤めるつもりです。

密教では小欲は認めませんが、衆生を救済する大欲は認めています。私は世界一の大弁財天の前で、大欲を持って祈ります。私の大欲に呼応して、皆さんの力で全国各地で御仏の光が溢れることを願ってやまないのです。

与していた。

4.臓器移植を含む高い医療技術についての情報を提供し、「儒教的思考の因子」を中心とした人々の死生観を考慮した医療体制を整えることが、医療に対する信頼を高くしそれが、臓器提供拒否の意識を軽減できることを示唆していた。

謝辞：稿を終えるにあたり、御校閲を賜りました元京都大学総長　岡本道雄先生、元東京大学総長　森　亘先生、山口大学医学部　芳原達也教授に深甚なる謝意を表します。

また、本稿作成にあたり直接御指導頂いた金沢大学医学部　荻野景規教授、徳山環境保健所　岡紳爾所長、金沢大学医学部　長瀬博文講師に心より感謝いたします。

調査にご協力いただきました合同産業株式会社　網野光三郎代表取締役社長、医療法人光輝会　重富克美会長に厚く御礼申し上げます。

般の人々の持つ遺体を傷つけられたくないという儒教的な思考を中心とした死生観を充分汲み取った医療体制を整えることが、医療への信頼をさらに高め、それが今後の移植医療を進める上で重要な役割を果たすことになると考えるのである。

結語

一般社会人690人を対象としたアンケート調査を基に、若年世代（29歳以下）・壮年世代（30〜49歳）・熟年世代（50歳以上）ごとに、臓器提供に影響を与える背景因子について、死生観および医療との関わり合いを中心に分析を行い、以下の結果を得た。

1.各世代間では、臓器提供に関する考え方には差が見られなかった。

2.一般社会人として解析を行った際には「儒教的思考の因子」、「性」、「脳死知識得点」が関与していた。各世代に共通して抽出された背景因子は「儒教的思考の因子」であった。

3.世代ごとの特徴としては、壮年世代では「近親者の死・病気による影響の因子」、「科学万能主義でないこと」が関与、熟年世代では「医療と係わりがないこと」が関という技術的な問題が考えられる。解析においては仏教的な思考の因子を抽出するために、仏教に特異的な考えともいえる3つの質問を用意し、結果として3つはまとまって因子として抽出された。しかし、実際の因子の妥当性については検討の余地も残されており、既報で行った因子分析では、「アニミズム」の考え方と分離がうまくいかず、「仏教的思考とアニミズムの融合因子」として抽出されている。これらのことは、仏教に特異的な因子を抽出することの難しさを反映しているといえよう。

このような技術的な問題もあるが、現代日本人の仏教信仰の実態を反映している結果として捉える必要もある。現代の日本人においてはたとえ仏教信者であるといっても、その教えや教義を自らの生活や考え方にまで深く浸透させている人々がどれほどいるであろうか。現代の仏教は教えが中心というより儀礼的な要素との関わりが深く、実際に仏教徒を自称する人々が、臓器移植の賛否を考える過程において仏教的な考えが全く影響を及ぼさなかったという現実も確かにあったのではないかと思われる。死生観や遺体に対する考えに、仏教が有意に影響を与えていない事実は、著者も含めて仏教に関わる人々は重く受け止めるべき結果と考えたい。

最後に、既に著者は医療に携わる側が、医療技術への信頼が高くなるような方向に努力することの必要性を強調したが、その際には、医療技術の高さのみならず、一含む科学が万能であると考えることが、臓器提供に肯定的に作用する」といった内容といずれも医療への高い信頼感という共通した背景が存在することがわかる。

これは、見方を変えれば、医療に携わる側が医療への信頼が高くなるような方向に努力することで、壮年世代、熟年世代に対して、臓器提供拒否の意識を軽減することができる可能性を示唆しており、今後の移植医療を進める上で、意義深い結果ととらえることができる。

ここで、今回の解析対象集団の中で最も信仰者の割合の高かった宗教であり、著者が携わっている宗教でもある仏教について考察したい。

本調査対象の回答では、壮年・熟年世代において８割以上が仏教を自分の宗教であると答えており、大多数が仏教徒ということになる。また、仏教の教えにおいては、基本的に遺体についての扱いは特に定めておらず、弘法大師空海の真言密教の教えに代表されるように死よりも生に重点を置くという教義がある。このような事実から考えると、仏教は死後の遺体に執着しない教えともいえ、当初は仏教的な思考が、ドナー拒否因子に対して負の方向に寄与する因子として抽出されると考えていた。しかし、実際の解析結果では、「仏教的思考の因子」は有意な因子としては選択されなかった。

これらの結果が得られた背景の1つには、抽出された因子が仏教的な考えを充分に反映した因子ではなかったについてであるが、一般に壮年世代は健康に関心が高いが、受療率はそれほど高くなく、この世代以降になると受療率が増加してくる。従って、身近な人の出来事をきっかけとして、病気または死を意識し始める世代といえる。解析結果としては、近親者の死・病気を経験することがドナーを拒否する方向に作用することが明らかになったが、実際にそれらの経験により、どのような考えが生じ、ドナー拒否の方向に作用していくのかは、本調査の結果からは明かではない。死・病気を経験した人達の考えを更に詳しく調査することで追求する必要があるだろう。

次に、熟年世代では、ドナー拒否に対して「医療との関わり合いの因子」が寄与していたが、これは「医療との関係がある人ほど、臓器提供には肯定的である」と解釈できる。

60歳以上では医療に対して「満足」という答えが他の年代に比べて高く、他の世代に比べて、現在の医療を肯定的にとらえている年齢層の割合の多い世代といえよう。従って、実際に医療機関にかかっている人々が、医療を肯定的に捕らえるところから臓器提供に寛容という方向に作用していくものと考えられる。

このように考えていくと、熟年世代における「医療の関わり合いの因子」が医療に対する肯定的な考え方が中心となった因子と考えれば、壮年世代における「医療をたが、この点については、この度想定しなかった因子が関与している可能性は否定できない。この若年世代については今後、価値観や人生観または、それらに関連する要因等、別な要因についても検討を行っていく必要があろう。

壮年世代のドナー拒否に対しては、「科学万能主義の因子」、「近親者の死・病気による影響の因子」、熟年世代においては「医療との関わり合いの因子」が大きく貢献していた。

まず、壮年世代において「科学万能主義の因子」が選択されたことは、「医療を含む科学の技術が万能であると考えることがドナーとなることに寄与する」と解釈できる。実際、この世代は、医療機関を選ぶためには「医療機関の医師や専門医療」が情報として必要であり、医療機関には「正確な診断をし、病気を確実に完治させてくれること」を求める傾向の強い年齢層を含む世代である。従って今回の結果は、こうした医療に対する期待の高い人々は、医療に対しての信頼感が高まることで、ドナーとなることに肯定的な考え方を持つ可能性があることを示している。

逆に言えば、この世代には正確な情報提供により、医療技術の高さや信頼性に対して一定の理解を得ることが重要であることを示唆しているといえよう。

また、「近親者の死・病気による影響の因子」の貢献もう一方では「先祖から受け継いだ体を傷つけることは良くない」といった想いも確かに含まれており、この部分を儒教的な遺体を重視する観念と考えるのである。本解析結果においてはすべての世代においてこの「儒教的思考の因子」は有意性を有しており、死後の遺体を傷つけることを問題とする考え方が臓器提供拒否の意志に強い影響を与えていることを示している。

このように、一般社会人の意識に内在する「儒教的な遺体を重視する考え方」が、移植医療を進めるにあたって障壁になることが示唆されたわけであるが、この状況は一朝一夕で解消されるものではない。従って、後で述べる医療提供側が社会からの信頼が高まるように努力することは当然のことであるが、それに加えて、一般の人々においても、今よりもっと真剣に移植医療を自らの問題として捉える必要があるのではないだろうか。

言い換えれば、移植医療に直面して感情だけで拒否するのではなく、社会における移植医療の必要性や海外で臓器移植をしてしまう我が国の現状を把握し、脳死や臓器移植の知識を理解した上で意志決定に至れるようにするべく、移植医療に関して一度は真剣に考える機会をもつことも重要ではないだろうか。

次に、一般社会人全体での解析と比較し、各世代ごとに特徴について検討を行った。

若年世代においては、特徴的な因子は認められなかっ分ごとの時系列的な特徴から大きく3つに分類を行った。熟年世代は、戦前戦中派を中心に、モーレツ社員、企業戦士と言われた世代。壮年世代は、戦後世代であり、いわゆる団塊の世代が含まれており、ニューファミリーとして戦後の新しい時代を気づいた社会の第一線にいる世代。若年世代は、新人類と呼ばれこれからの社会を担っていく世代である。

このように特徴のある3世代ごとに、臓器提供についての賛否を調査してみたが、ドナーとなることについて、世代間での有意差は認められなかった。ところが、各世代ごとに、ドナー拒否因子に関連する因子を検討したところ、それらが世代間で大きく異なっていることが明らかになった。

まず、ドナー拒否の方向に寄与する要因の中で各世代に共通していたのは、霊や祖先崇拝との関係で遺体を大切にする考え方と定義した「儒教的思考の因子」であり、この因子が世代を越えて強い影響力を保持していた。第一報においても考察したように、「儒教的思考」については「祖先崇拝としての招魂再生・祖先が遺してくれた身体を重んずる考え方」から、遺体そのものを重視する観念と定義し質問を設定している。しかし、実際の質問内容が「体にメスを入れる」という表現を含んでいることから、この結果は質問文の表現から連想される感覚的な嫌悪感が部分的に関与している可能性がある。しかし、う。実際、既報の解析においても、「医療や健康に関する因子」や「死生観に関する因子」の中で、年齢と高い相関を認めるものもあり、世代間の意識の差を考慮した更なる分析の必要性が感じられた。

一般社会人の実際の意識をよりよく把握し、しかも移植医療に対するきめの細かい対応に結びつけることができる情報を得るためにも、本研究においては、世代別の解析を行った。実際には、臓器提供を拒否する考え方に対して、「医療や健康に関する因子」や「死生観に関する因子」の中で有意に寄与している因子を世代別に検索した。このように世代の違いを明らかにすることに加えて、本稿ではそれに基づく今後の移植医療対策について若干の考察も加えたので報告する。

対象

対象は,企業に勤める労働者及びその家族（これ以降一般社会人と称する）である。解析の対象としたのは一般社会人705人のうち、年齢が明らかな計690名である。特に、本研究においては、各年齢層が持つ時代背景の違いに基づき、50歳以上の「熟年世代」、30歳以上の「壮年世代」、29歳以下「若者世代」の三世代に分けて解析した。

考察

この度の調査における世代の分類については、年齢区考え方とそれら相互の関係を把握するために、独自の質問票を作成し、一般社会人を対象に質問調査を行った。調査結果を因子分析等の多変量解析を用いて検討したところ、臓器移植に対する考え方として、４つの質問項目が「臓器提供を拒否し、脳死を認めない考え方」として、２つの質問項目が「臓器を受けることを拒否する考え方」としてまとめて捉えることができた。さらに、医療や健康に関する質問項目や死生観に関する質問項目においても、複数の質問項目をまとめて捉えることができ、最終的には「医療や健康に関する因子」や「死生観に関する因子」として複数の因子を抽出することができた。

次に、著者は移植医療の推進にあたって最大の課題となる「臓器提供を拒否する考え方」に注目し、これがいかなる要因によって左右されているかを、先述した「医療や健康に関する因子」や「死生観に関する因子」の中で検討してみた。解析の結果、臓器提供を拒否する考え方には、「霊魂や祖先崇拝との関連で遺体を大切にする考え方(儒教的思考の因子)」、「脳死に関する理解の程度(脳死知識得点)」、「性」、「年齢」が大きく影響を与えていることがわかった。

すでに報告した解析は、10歳代から70歳代までの幅広い年齢層を対象にして行っているが、一般的に、今まで著者が検討してきたような死生観や遺体観等が、世代によって大きく異なることは誰しもが認めるところであろ

臓器移植に関する日本人の意識構造（第３報）
―世代間における意識格差―

池口惠觀

はじめに

臓器移植法成立後、１年４ヶ月が経過しようやく脳死状態の元で臓器移植が行われたことは記憶に新しい。しかし、ここに至るまでの過程で、脳死判定の問題もさることながら、家族及び本人の同意とその確認、あるいは家族のプライバシーの問題など移植医療を行う上での問題が多く浮かび上がってきている。さらに、こうした法律などの体制整備が進む一方で、総理府の調査によれば、実際の臓器提供については反対する意見の方が、多くなっているのが現状である。

著者は、これまで移植医療の賛否を左右する人々の考えや思いについて検討を行ってきたが、その過程で文献的考察などから日本人の中にある「死生観」ともいえる考え方、遺体観や身体観、医療との関わり合いなど様々な考え方が、臓器移植に対する考え方に影響を与えていることを推察してきた。

そこで、今述べたいくつかの「死生観」や遺体観等のくか、そして医学生が医師になってどのような死生観に変化していくかを注目しながら追跡調査していきたい。

結語

臓器移植の賛否、特に臓器提供に影響を与える要因について、死生観及び医療との関わりを中心に構造分析を行った。その結果以下の知見を得た。

1.一般人の死生観を構成する背景因子をみると、「アニミズム」から「祖霊信　仰」、さらに「仏教的思考」といった霊魂を中心とする流れと、身体を重視する「儒教的思考」からの流れがみられ、相互に強い関連性を示していた。

また、「仏教的思考」は臓器提供を拒否しない方向に作用していた。

2.医学生においては、死生観を構成する背景因子のなかでは「儒教的思考」のみが規定要因となっていた。

3.臓器提供拒否には、一般人及び医学生ともに「儒教的思考」が強い規定要因となっていたが、その背景になる死生観が全く異なっていることが明らかとなった。

間に特定の構造を設定してその因果モデルの妥当性を検討するものである。その結果としてある程度の高い適合度指数を得たが、このことが必ずしも本研究の因果モデルが最良であることを意味しない。すなわち、実際に計算してみなかった因果モデルの中にさらに適合度の高いものが存在する可能性が常に残るし、また、モデル構築の上で本研究で取り上げなかった要因も大きな役割を担っていた可能性もある。このような欠点は、「構造方程式モデル」であるが故の限界である。

しかし、構造方程式モデルは、先行研究の知見から得た研究者の仮説をモデルの枠組みに反映させることができる点で強力な手法として評価されているのも事実である。今までは文献や歴史の流れにもとづいた、ややもすれば個人的な見解の域をでなかった日本人の死生観を、本解析において因果モデルの枠組みに反映させることで、初めて客観的に表現できたといえよう。特に、過去には別々に論じられてきた死生観や宗教的な考えを整理し、最終的には死生観を構成する背景因子相互の関係が把握できたことや、新たな問題点として一般人と医学生の間で臓器移植にかかる意識構造の違いを明らかにできたことは、共分散構造分析を採用することで初めて可能になった成果である。

今後はこれらの死生観に関する意識構造を踏まえ、移植医療が進むにつれて日本人の死生観がどう変化していていること、意識構造の中でドナー拒否因子を強く規定する要因が身体を重視する「儒教的思考」である、とする構造分析の結果は、歴史的な経緯から見ても因果モデルの妥当性を示すものといえよう。

次に医学生の構造を解析を行ったところ、「儒教的思考」だけから構成される因果モデルが得られた。これは、医学生においてこれまで論じられてきた背景因子がほとんど貢献していないことになり、新しい日本人の死生観として注目すべきであろう。このことは、この度著者が想定した死生観の背景因子以外の因子が若年層の死生観形成に関与している可能性も示しており、今後の課題である。ただし、臓器移植について言えば、比較的若い年齢層である医学生においてさえも、「儒教的思考」による身体観が刷り込まれているということでありドナー確保の困難さが改めて示された結果となっている。また、一般人と医学生との間にこれほど明確な死生観の違いが存在することは、移植医療を含む様々な医療現場で医師と患者との意識の齟齬を生じる一因となりうる。従って、医学教育の視点から見ると、死生観に影響を与える背景因子の存在だけでなく、各因子の理解を含めての教育が必要であり、そうした取り組みを通して初めて医療側と臓器提供側との共通認識を深めていくことが可能となると考えられる。

ところで、本研究で用いた共分散構造分析は構成概念こうした死生観の構造を文献的、歴史的な背景から探ってみる。日本人は古来から遺体に対して、「遺体そのものが意志を持つ」、あるいは「遺体の状態が死後の世界での幸、不幸を左右する」と言った考え方を持っている（勝俣,1984；波平,1990）。前者では、死者が生前持っていた意志をそのまま遺体が持っていると言うことであり、遺体の中に霊的な力を認めている。また、後者においては、身体を傷つけることが、霊に禍を残すと言うこと、すなわち遺体の状態と霊の在り方が密接な関係を持つ、ということであり、これらの考え方には、霊魂の存在を強く意識すると言う共通点が見られる。さらに、この段階では古墳や両墓性という埋葬法にもみられるように、あくまでも霊魂に重点を置いた対応がなされており、遺体そのものに執着する考えは少ない（奈倉,1993；五来,1994）。こうした中で、現在のように遺体への想いが強まっていった背景には、「先祖から受け継がれたものとしての身体（遺体）」、「招魂再生のための遺体」として、遺体そのものを重視する考え方を持つ儒教の影響があると考えられている（加地,1990,1994）。すなわち、日本古来の、霊魂を中心とする観念に、儒教の浸透にともなって、遺体そのものを重視していく観念が加わっていったと考えられのである。

このように見てくると、死生観が、霊魂を中心とする流れと遺体そのものを重視する考え方によって構築され第１報において明らかにされなかったが、今回の因果モデル作成によって新たに注目されたものとして、「仏教的思考」がドナーになることを拒否しない方向に因果パスを出していたことである。これは仏教そのものが輪廻転生という世界観から身体を重視する考えがないこと（加地,1990；山折,1993；藤井,1995）、あるいは弘法大師空海の真言密教においてみられる、本来生を語るべきものであり、死よりも生に重点を置くという教義から、死後の扱いについて基準がないこと（池口,1996）を反映したものと推察される。

上述したように、性、年齢、「仏教的思考」において新たな因果構造が明らかになったが、本研究の目的でもある、臓器移植に係る因子の相互関係や、日本人の死生観を構成する背景因子についても、新しい意識構造が明らかとなった。

まず、因果モデルから死生観を構成する背景因子相互の関連をみると、「アニミズム」から「祖霊信仰」に発展し「仏教的思考」にまでつながる霊魂を重視する流れと、遺体を重視する「儒教的思考」からの流れがある。そして、その間に慰霊のために遺体、遺骨を重視するという２つの流れの中間的考え方を持つ「遺骨信仰」が位置している。このように、日本人の死生観が、霊魂を重視する観念と遺体・遺骨を重視する観念との習合により構成されることが明らかとなっている。

第１報においては、ドナー拒否因子に対して性や年齢が、直接影響を与える結果を得ているが、今回のモデルにおいては、パス係数が0.1以下であったことから削除された。年齢の影響は第一報において、有意ではあったものの標準偏回帰係数が0.08とすでに低い値を示しており、実際のパスモデルにおいても0.07であり、影響が小さいことが削除された理由として考えられる。また、性の影響は第一報において0.14と有意な標準偏回帰係数を示していたが、今回のパスモデルにおいて削除しなかった場合のパス係数は0.08と算出されており、第１報に比して影響が小さくなる結果となっていた。これは性が脳死知識得点と0.20と高い相関を有していたことから、パスモデルにおいても「性→脳死知識得点」の方向のパスで説明されてしまう部分が大きくなり、結果として「性→ドナー拒否因子」へのパスが弱まる結果となったと考えられる。

このように、パスモデルを作成することにより、女性がドナーになることを拒否する直接の影響より、「女性が脳死に関する知識を多く持っていること」から逆に「ドナーとなることを受け入れる」方向に働くという結果が明らかになったと考えられる。逆に言えば、脳死に関する知識を得ることにより、性の影響を越えてドナーとなることを受け入れる方向へ導くことが出来る可能性がある。

が、その中で、様々な要因が密接に関わり合い臓器移植に影響を与えていること、日本人の死生観においても各背景因子が相互に関連していることを報告した。本研究は、第1報で得られた死生観を含む各要因について因果モデルを作成することにより、臓器移植に関わる要因の相互関係、さらに死生観の一端を明らかにしようとするものであり、ひいては医学教育に資することを目的とした。

本研究においては、より説明力の高いモデル作りをめざして、第一報で分離が出来なかった「アニミズム」と「仏教的思考」の捉え方によって2つのモデルを構成し分析した。一方は著者の仮説に基づいた「アニミズム」と「仏教的思考」を分離したモデルA、もう一方は第一報の結果を重視し2つの因子を融合させた「アニミズムと仏教的思考の融合因子」を組み込んだモデルBである。共分散構造分析により、両モデルを比較すると、両方とも高い適合度を示したが、パス係数の大きさ、内生変数の決定係数、AICの値から見てもモデルAの方がより説明力の高いモデルであることを示す結果を得た。第一報の結果に基づけば、分離できなかった因子は融合したままでモデルに組み込むことが妥当であると思われたが、実際には分離させたモデルAの方がより高い説明力を有する妥当なモデルであったことから、一般人においてはモデルAを中心にして考察を進めることにする。

背景因子及び医療に関わる要因の構造を明確にするとともに、一般人と医学生との違いを明らかにすることが、今後の医学教育、特に生命倫理教育に対して重要な知見を提供すると考えられた。

そこで、本報では死生観を含む各構成要因の構造と臓器移植への賛否との関係を表した因果モデルを構成することを試み、モデルの適合度を共分散構造分析を使いて検証した。

なお、臓器移植においては、臓器提供者（以下ドナーという）の確保が最も解決すべき重要な課題であることから（寺岡,1990；植松,1990；日本移植学会, 1995)、ドナーとなることについて影響を与える意識構造を解析することとした。

対象

調査対象は，第１報で報告した一般労働者とその家族705名と医学生169名、合計874名である。その他、調査時期、回収率、調査項目等詳細は、池口(1997)の第１報を参照していただきたい。

考察

この度、著者は日本人の死生観を構成する背景因子及び医療との関わり合いの要因について調査票に基づいて抽出し、臓器移植の賛否に寄与する度合いを調べてきた

臓器移植に関する日本人の意識構造（第2報）

－死生観を構成する背景因子について－

池口惠觀　荻野景規　長瀬博文　岡 紳爾
李恵英　芳原達也　郡司篤晃

緒言

臓器移植に対する考え方には社会的、医学的、倫理的、宗教的な様々の要因が影響している。第1報では、これらの中でも特に、医療との関わり合いや死生観に注目し、臓器移植の賛否に寄与する因子について、独自の質問票による調査を行い、関連因子の抽出を行ってきた。その過程の中で、死生観を構成する概念としての背景因子が相互に密接な関連があることを見い出し、臓器移植に影響を与える死生観の全体像を把握するためには、抽出された背景因子相互の関連とその構造について検討していく必要があると思われた。さらに、医学生においても、一般人と同じ様な背景因子が臓器移植の賛否に対して寄与していることもわかったが、個々の相関で見る限り医学生は一般人とは異なった死生観を有しているように見られた。

そうした結果から、日本人の死生観を構成している各

と」、「遺骨信仰と信心深さの融合因子」が関与していた。医学生においては、「遺骨信仰と信心深さの融合因子」のみが関与していた。

５．今後、医療の分野においても日本人の死生観についての理解を深めておく必要があることから、医学教育の中で、死生観およびその背景因子について取り上げていかなければならない。

結論

一般社会人705人及び医学生169人を対象としたアンケート調査を基に、日本人の死生観特に身体観を構成する潜在的な意識を分析し、以下の結果を得た。

1．死生観を形成する背景因子として「アニミズム」、「祖霊信仰」、「儒教的思考」、「仏教的思考」、「遺骨信仰」を想定したが、因子分析においては「アニミズム」と「仏教的思考」、「遺骨信仰」と「信心深さ」が分離できなかった。

2．一般社会人と医学生では質問項目の回答分布が有意に異なっているにもかかわらず、共通の因子が抽出された。

3．ドナーになるのを拒否することについては、一般社会人では「脳死知識得点が低いこと」、「女性であること」、「年齢が若いこと」、「儒教的思考の因子」　が関与していた。医学生においては「儒教的思考の因子」のみが関与していた。

4．レシピエントになるのを拒否することについては、一般社会人では「脳死知識得点が低いこと」、「年齢が高いこと」、「儒教的思考の因子」、「科学万能主義でないこといった意見が出てくると考えられる。

ところで、この度の調査から見る限り、「仏教的思考」は臓器移植の阻害要因ではなかった。ただ、現代の仏教は主なものだけでも13の宗派、56派に分かれており、これまでに臓器移植に対するまとまった考え方は出されていない。しかし、仏教においても、特に弘法大師空海の真言密教のように、死よりも生に重点を置きこの現世に利益を与える、という教義を有する宗派では、現代医療の恩恵を受けられる可能性がある疾患に対して何らかの取り組みを行っていく必要があろう。

また、著者はこれまで臓器移植に関しては、医療側と患者及び臓器提供側が同じ価値観を持つことが最優先課題であることを述べてきたが（池口,1996）、その一環として、医学教育の中で、臓器移植に影響を与える日本人の死生観を取り上げていくことの必要性を強調しておきたい。さらに、移植医療を社会的に認知してもらうためには、日本でドナーが増えない要因としての、こうした日本人の死生観を一般の人々にも理解してもらう必要がある。そうした潜在意識を踏まえた上で日本でドナーをどう確保していくかを医療側、臓器提供側がともに考えていかなければ、法的な整備だけでは日本の移植医療の将来は厳しいものとなると思われる。

ると、医学生は一般社会人とは異なった特殊な集団と言うことができるであろう。

賛成率に関してみると、他の調査に比べてドナー、レシピエントのいずれも、また、一般社会人、医学生ともに高くなっているが、年次調査の報告で年々賛成率が増加する傾向について、深尾ら（1986）はマスメディアの効果を重視している。この度の調査時期が法案成立の前後であったことを考えると、賛成率の高さにマスメディアが大きく影響したことは十分予想されることである。さらに、これまでの賛成率についての報告では、ドナーとなる場合のほうが高くなっているが（深尾,1986；福島,1992；河原,1995）、本調査では、一般社会人でレシピエントとなる賛成率が高く、医学生においてもレシピエントの賛成率がドナーとほぼ同じとなっている。このことは、法律の制定による移植医療の発展への期待とマスメディアの影響による移植医療の有効性の認知により、移植に対する期待が高まった結果とも考えられる。

以上一般社会人及び医学生において死生観に影響を与えている背景因子について検討を行ってきたが、先に述べたように、日本においては各背景因子は歴史的にはかなり影響を及ぼしあい習合している。こうしたことから、多くの因子のうち、我々は何に由来する意識なのかを自覚しないまま、その概念に支配されており、その結果として「言葉では説明できないが、感覚的に同意できない」

ては、信心深い人は世の中の常識や世論の動向に対して肯定的であり、この度の臓器移植法案成立に向けての世間の風潮に同調した結果とも考えられるが、本調査からだけでは詳細は不明である。

次に、一般社会人の結果を踏まえて、医学生の意識との比較を行ってみた。

まず、重回帰分析において、一般社会人と医学生では異なった結果を得たが、この違いは、医学生が一般社会人の集団より若年であることに由来するのではないかといった疑問が残る。そこでこの点について、結果は示さないが、一般社会人を18～30歳に限ったサブグループにおいて分析を行ったところ、ほとんど一般社会人と同様の因子が抽出されてくることを確認できた。この結果を踏まえると、医学生において得られた結果は、年齢よりもむしろ「医学生であること」の影響が大きいと考えられる。また、脳死及び臓器移植への賛成率を比較してみると、医学生と一般社会人の間で有意差が出ている。この賛成率の差については年齢差に基づく要因も否定できないが（福島,1992；師田,1993；河原,1995）、やはり医学生ということで特に高い賛成率を示している可能性がある。さらに、移植に関する賛成率に臨床・解剖実習が影響しているかどうかも調べてみたが、差は見られず、実習の有無よりも「医学生であること」の影響が強いということが示唆される結果となった。これらを併せて考ええるかもしれない。

その他の「ドナーを拒否する方向に働く因子」も検討してみると、まず、脳死知識得点との関連が出ているが、これはレシピエント拒否因子も同様である。脳死に関する知識得点が高いほど脳死を認める率が高いとの報告があるが（福島,1992）、この度の調査は、臓器移植との関連でも賛成の方向に作用しており、脳死の知識も臓器移植の決定要因として重要であるということであろう。

一方で、ドナー拒否因子と「年齢が若いこと」とが相関を認めたことは、過去の報告（福島,1992；師田,1993；河原,1995）と異なり興味深い。この年齢の効果については、今後さらに検討していく必要がある。

また、レシピエント拒否因子に寄与する因子をみると、ドナー拒否因子に見られない新たな因子として「科学万能主義」が負の貢献をしており、これは、「科学（医療）の技術を信頼することがレシピエントとなることに寄与する」と解釈できる。すなわち、科学、特に医学に対する信頼及び期待があればこそ、移植による疾病からの回復を望み、臓器提供を受けるということであり、当然の結果であろう。

ただ、ここでもう一つの因子として負の作用を示すものに死生観第５因子がある。この第５因子を「信心深さを中心とする因子」と捉えた場合、「信心深い人は臓器提供を受けいれる」ということになる。この解釈につい戻し、死者を再生させるという招魂再生のために身体が不可欠なのである。一方、仏教本来の姿としては、死後は輪廻転生であり、一定期間を経て転生するため、魂が元の身体に戻ってくることはあり得ず、遺体に対する執着はない（池口,1992；池口,1996：山折,1993）。従って、仏教と儒教は異なったものであり、実際の因子分析においても相容れ会うことはなく、「仏教的思考」がドナー拒否因子に直接作用を示さなかったことも理解できる。

しかし、現在では仏教にはすでに儒教的な概念が含まれたものとなっており（道端,1968；藤井,1995；阿満,1996）、さらに祖霊信仰といった日本古来の観念と習合するなど、相互に影響しながら今日の死生観へとつながっている。こうしたことは、単相関において「仏教的思考」が、他の背景因子と高い相関を示しいることに現れている。このように日本人の死生観は種々の概念の習合体となって存在しており、日本人の臓器移植にかかる死生観の全体像を把握するためには、抽出された全ての因子相互の関連とその構造について検討していく必要がある。

ただ逆に言えば、先に述べた死生観を構成する因子の分離がうまく行かなかった背景の一つに、日本人の死生観を構成するこれらの因子の在り方が大きく関わっていた可能性も高いと考えられる。すなわち、各背景因子の分離が困難なことが日本人の死生観の真の姿であるといつは「先祖から受け継いだ体を傷つけることは良くない」といった想いが関与していることが推察される。著者は、後者の部分を儒教的な遺体を重視する観念と考えるのである。この「儒教的思考の因子」は一般社会人において、ドナー拒否因子のみでなくレシピエント拒否因子においても非常に強い影響を与えており、日本人の死生観のなかに、死後の遺体を傷つけること自体を問題とする考え方が強いことを示している。

この度の調査結果から見る限り、「遺体を傷つけたくない。かわいそうだ」といったものや、「理屈ではわかっていても、移植について同意を求められたときに釈然としない感情を持つ」といった報告（日本解剖学会解剖体委員会,1984；深尾,1986；神野,1993)にみられる、遺体に対する意識は、女性にみられるような感情的な因子と日本人の潜在意識にある遺体を重視する考え方の両方が影響していると考えられる。

今後、移植医療を進めるにあたっては、ドナーがどれだけ確保できるかが鍵となるが、一般社会人にある上述した意識構造をどのようにクリアしていくかが、移植医療を進めていく中で重要な課題と言えよう。

このように、「儒教的思考」を想定した背景因子がドナー、レシピエントいずれも拒否する方向に大きな影響を与えていたが、儒教の考え方は仏教と大きく異なるところである。すなわち、儒教は、慰霊のために魂を呼び通した因子が導き出せたことは、安定した信頼性の高い質問であったと考えられる。

さて、上述した因子が臓器移植に対する態度に与える影響を見たのが本研究であるが、まず注目されるのが、ドナー拒否因子に対して「儒教的思考」と想定した因子の貢献が著しかったことである。「儒教的思考」については「祖先崇拝としての招魂再生・祖先が遺してくれた身体を重んずる考え方」(加地,1994) から、遺体そのものを重視する観念と定義し質問を設定した。ただ、実際の質問内容が「体にメスを入れる」という表現を含んでいることから、この結果は一部で感情的なものが関与している可能性がある。

本解析の中で感情的な要素が窺えるものとしては、重回帰モデルで有意に抽出された「女性であること」があげられる。これまでの報告からみると、女性の方が腎臓提供有志者が有意に少ない (深尾,1986)、献体の反対者で多いのが母、妻の順であるという結果 (日本解剖学会解剖体委員会,1984) があることから、遺体にメスを入れることに対する、女性的な感情が存在すると推察される。しかし、この「女性であること」と「儒教的思考の因子」とは相関が認められていない。従って、「儒教的思考の因子」の中には、性とは関係のない意識が存在すると考えらる。すなわち、一つは「メスを入れる」という表現そのものから連想される感覚的な嫌悪感であり、もう一すなわち、仏教そのものにアニミズム的要素を持った宗派（密教）があると言うことも考慮すべき重要な点と思われる。特に、弘法大師空海の真言密教では、その教義のなかに「山川草木悉皆成仏」、この世に存在するものはすべて精神（霊）があるというアニミズム的な観念を含んでおり、こうした教義が日本人に与えた影響も大きいと推察される。「遺骨信仰」と「信心深さ」が分離できなかったことについては、「遺骨信仰」の中の問の墓を守ることが、「信心深さ」のお参りに行くことと同じ内容と解釈された可能性があり、質問内容に起因したと考えられる部分がある。

その他、質問については、潜在意識に存在し、互いに関連性の高い背景因子を、3個程度の質問で代表させてしまうことの妥当性や、抽出できた因子がどの程度想定した意識や考え方を反映させているか、などについてさらに検討が必要である。

しかし、想定した因子の分離が一部で達成できなかったものの、その他の因子は想定したとおりに抽出でき、その後の解析においても解釈可能な結果も得られている。さらに、各質問項目の回答分布が一般社会人と医学生において著しく異なっているにも関わらず、因子を構成する質問項目の組み合わせは、一般社会人と医学生においてまったく同じであった。因子負荷量の差異はいくつか認められるものの、対象者が異なっても解釈において共きなかったり、「祖霊信仰」や「アニミズム」と融合してしまうなど、想定した背景因子を抽出できなかった。その理由としては、まずはじめに、質問の内容が複数の因子の概念を含有してしまった可能性を考慮しなければならない。実際、多くの質問が融合した「祖霊信仰」では、霊魂の存在を聞いた問と、死後の世界を尋ねた問が、「仏教的思考」、「信仰深さ」にも共通する概念を含んでおり、因子間の分離を阻害したものと考えられる。

このように、すべての質問項目で分析した場合には、解釈を困難にしてしまうため、著者は想定していた背景因子がうまく分離できるように、便宜的に2群に分けて再分析を行った。その結果、質問項目と死生観を構成する背景因子は想定した組み合わせに添って抽出することができたが、「仏教的思考」と「アニミズム」、そして「遺骨信仰」と「信心深さ」が同じ因子として抽出され分離できなかった。また、それらは一般社会人のみならず、医学生においても同じ結果であった。

実際の質問において「アニミズム」と「仏教的思考」とが分離できないのは、我が国では仏教との接点が主に葬式など死の場面と関係しているため、遺骨、遺体、墓石といった「アニミズム」の質問内容が、仏教と共通のイメージを形成したことが一つの要因として考えられる。さらにもう一つの考え方として、「アニミズム」と「仏教的思考」との間に、明確な概念の区別ができないこと、

むため、自営業者、農林水産業者、主婦などからも構成されている。結果的に、年齢層も幅広く、現場作業者、事務系作業者、管理職など様々な立場の人々から回答が得られた。また、調査地域は山口県と広島県であったが、一般社会人及び医学生の出身地は西日本を中心に広く分布しており地域の偏りの影響は少なかったと考えられる。

一方で、医学生における質問票の回収率が52%と低かったことは、医学生の意識が正しく反映していない可能性もある。そこで、医学生の5年生全員に対して行った予備調査結果と、解析の対象とした本調査の医学生における結果を、同じ質問項目にて比較したところ差は認められず、回収率こそ低率ではあったが、質問の回答内容からみて、代表性は確保されていると考えられた。

また、質問項目によっては回答の分布に正規性が認められない偏った項目も見受けられたが、主成分分析もしくは因子分析後に算出した因子得点においては、ほぼ正規性が仮定できる分布を示しており、最終的に行った重回帰分析においても、信頼性の高い分析が行えたと考えられる。

解析の最初に、臓器移植に影響を与えたと想定した5つの背景因子に関した全質問項目に対して因子分析（主成分分析）を行ったところ、著者の想定した背景因子がうまく抽出できない事態が生じた。特に、「仏教的思考」、「遺骨信仰」、「信心深さ」に関係した質問項目が分離で

考察

臓器移植法の成立ほど医療界のみでなく一般人、法曹界、宗教界をも巻き込んで死に対する議論がなされたことはないであろう。そこで、これまで脳死や臓器移植に関連して身体に対する考え方や死生観に関する既存の意識調査を調べたところ、医療側からの調査の多くは脳死についての内容が中心であり、また対象が看護学生或いは看護婦等と医療関係者であるものが多かった。また、一般人を中心に広く行われたものは、新聞社を含め数点の意識調査が見られるにすぎない（深尾,1986；古城ら,1993；師田,1993；河原,1995；森田,1995；　読売新聞,1994；毎日新聞,1997）。そうした状況を踏まえて、この度の調査は、広く一般の人々を対象として、臓器移植そのものに影響を与える死生観、特にその背景因子について統計学的手法を用いて研究を行った。

その際、我が国の社会人の意識を反映していると思われる集団として、様々な職業から構成される集団を採用し調査を行った。実際には、第３次産業を主体とした企業グループに従事する労働者とその家族を対象とした。経営者を通じて複数企業の本社及び出先に勤務する全従業員とその家族（本研究では一般社会人と称する）に対して調査票の配布、回収を実施してもらったためほぼ１００％の回収率となった。構成される複数企業には、第２次産業に従事する者も存在し、さらに社員の家族も含医療の必要性についての主張は見られるが（岩崎,1990；植村,1990）、臓器提供の少ない現状を分析し、日本人の「死生観」に基づく取り組みから論じたものはほとんどみられない。

そこで本研究は、一般に言われている日本人の死生観に関する考えを統計学的に検証し、臓器移植に影響を与える身体観を構成する潜在的な意識構造を探るとともに、宗教家として医学教育に関わってきた立場から、現在の医学生の意識と比較することにより、臓器移植についての現在の医学教育における問題点を示すものである。

対象

対象は、山口大学医学部医学科に所属する医学生1年生、5年生、6年生と、企業に勤める労働者及びその家族（これ以降一般社会人と称する）である。これらの一般社会人と称する集団は、本調査では「我が国の実社会で活動している社会人の意識を反映していると思われる、様々な職業から構成される集団」と定義し、医学生との比較集団とした。性・年齢別分布は表1に示した。医学生の対象計323名のうち回収できたのは169名であり、回収率は52%であった。一方、一般社会人においては、100%の回収率であった。

にある死体を示す）から、臓器移植を行うといった立場での議論はほとんど行われていない。従って、この法律により、脳死問題について法的、倫理的な問題が整理されたとしても、これまで脳死と直接関係がなく、遺体からの臓器提供が行われていた「腎臓移植」「角膜移植」の現状を見るかぎり、今後、心臓移植などの脳死体（以下、脳死体は脳死の状態にある死体を指す）からの移植医療が飛躍的に伸びていくとは考えにくい（日本眼球銀行協会,1995；日本移植学会,1995）。一方で、国内での状況とは逆に、海外で臓器移植を希望する患者は増加傾向にある（土肥,1992；文藝春秋,1995）。

このように、これまで行われて来た腎臓・角膜移植の状況を見ると、日本における臓器移植の問題は、脳死に関連する事項もさることながら、心臓死後の遺体からの臓器摘出を受け入れるかどうか、いいかえれば遺体をどのように捉えているかという点にも本質的な部分が潜んでいると思われる。

遺体についての日本人の意識は、これまで「死生観」として様々に論じられている。多くは過去の文献や事故の際の遺族の記録等から考察しているものであり、一部でアンケート調査も見られるが、脳死や臓器移植そのものについての意見をまとめるためのものがほとんどである（勝俣,1984；波平,1990；師田,1993；河原他,1995）。さらに、臓器移植を進めていこうとする医療側にも、移植

臓器移植に関する日本人の意識構造（第1報）

—死生観を構成する背景因子について—

池口惠觀

緒言

脳死の認知や臓器移植の取り組みは、先進各国のなかでは、日本だけが取り残された状況にある。このような事態を引き起こした理由の一つには、1968年に行われた心臓移植、通称和田移植が影響していることは疑う余地のないことであり、この事件をきっかけに医療への不信が広がり、日本における臓器移植の論議は実質的にストップしてしまったと言っても過言ではない。そうした中、様々な論議を巻き起こしつつ、平成9年6月ようやく臓器移植法が成立した。しかし、この法律そのものも、各方面の意見に配慮しながらようやく成立したものであり、国民的なコンセンサスを得ることの難しさを露呈したものとなった。

この法律の成立する過程で、脳死や臓器移植に関連して様々な議論が行われているが、この議論の中心は脳死が人の死であるか、あるいは脳死の判定方法についてであり、心臓死の状態の遺体（以下、遺体は心臓死の状態

■著者紹介

池口恵観（いけぐち えかん）

1936年、鹿児島県生まれ。1959年高野山大学卒業。現在、烏帽子山最福寺法主、高野山真言宗伝燈大阿闍梨・百萬枚護摩行者、山口大学医学部非常勤講師、広島大学医学部非常勤講師、ロシア連邦ハバロフスク医科大学教授・医学博士、ロシア連邦科学アカデミー東洋学研究所顧問・客員教授・名誉歴史学博士。1999年10月、山口大学医学部より医学博士学位取得。専攻は密教学、生命倫理学。著書に『密教の秘密』（潮文社）、『空海と般若心経』『花ごよみ仏話』（講談社）、『生きること死ぬこと』（翔泳社）、『医の哲学 仏教者が語る医療倫理』（紫翠会出版）ほか多数。

連絡先：鹿児島県鹿児島市平川町4850-1 最福寺

（TEL：099-261-2933）

SEIKO SHOBO

生命倫理学《せいめいりんりがく》

2000年5月14日　初版第1刷発行

著者　池口《いけぐち》恵観《えかん》

＊

発行者　田中亮介
発行所　株式会社 成甲書房
東京都千代田区猿楽町2-2-5 〒101-0064
TEL 03-3295-1687　FAX 03-5282-3136
振替 00160-9-85784
E-MAIL mail@seikoshobo.co.jp
URL http://www.seikoshobo.co.jp
印刷・製本 株式会社シナノ

＊

定価はカバーに表示してあります。乱丁・落丁がございましたら、お手数ですが小社までお送りください。送料小社負担にてお取り替えいたします。